당뇨, 이제 치료합시다!

당뇨, 이제 치료합시다!

초판 1쇄 발행 · 2020년 3월 2일

초판 3쇄 발행 · 2023년 9월10일

지은이 · 이혜민 펴낸이 · 김승현 책임편집 · 아이엠프로젝트 디자인 · 풀밭의 여치

일러스트 · 이미나, 풀밭의 방아깨비

교정교열 · 염현정

펴낸곳 · 도서출판 작은우주

주소 · 서울특별시 마포구 양화로73 , 6층 MS-8호

전화 · 031-318-5286 | 팩스 · 0303-3445-0808 | 이메일 · book-agit@naver.com

정가 · 14,800원

ISBN 979-11-87310-36-5 03510

출판등록일 2014년 7월 15일(제25100-2104-000042호)

⌂AGIT 는 '작은우주'의 성인단행본 브랜드입니다.

당뇨, 이제 치료합시다!

결국 요당, 뇌열, 그리고 간이 문제!

이혜민 지음

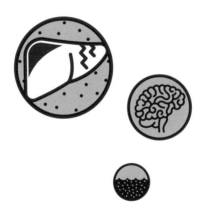

BOOK
AGIT

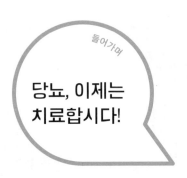

들어가며

당뇨, 이제는 치료합시다!

"당뇨는 평생 관리해야 하는 질환이라던데요."

"당뇨가 정말 치료되나요?"

당뇨 진료를 시작한 후로 가장 많이 듣는 질문입니다.

이제 당뇨는 너무 흔한 질환이 돼버렸죠. 발병 연령은 갈수록 낮아지고, 제 진료실을 찾는 당뇨인도 해마다 늘고 있습니다.

진료실에서, 당뇨 강좌에서, 유튜브나 블로그 등에서 저를 만난 환자들의 첫마디는 "정말 치료할 수 있을까요?"입니다.

왜 그런 생각을 할까요? 당뇨는 평생 관리해야 하는 질환이라는 고정관념이 이미 머리에 박혔기 때문입니다. 우리가 흔히 생각하는 당뇨 관리는 이렇습니다. 매일 혈당을 재고, 혈당이 오를까 하는 걱정에 먹는 양을 줄이고, 1만 보씩 걷는 것이죠. 단 며칠이라도 쉬면 불안합니다. 평생을 혈당 재고, 음식 제한하고, 1만 보씩 걸으며 살아야 한다니…….

얼마 전 본원을 찾아온 당뇨인은 이렇게 말하더군요. 당뇨 진단을 받고 나니 정신이 번쩍 들어 밥도 평소의 3분의 1공기만 먹고, 단 음식도 멀리하고, 하루 종일 수시로 혈당을 체크했다고요. 그렇게 2주를 보내고 나니 '평생 이렇게 살 수는 없다.'는 생각이 들었답니다.

저는 단호하게 말했어요.

"평생 음식 줄이고 운동하면서 혈당을 조절하는 건 관리입니다. 치료가 아니죠. 하지만 당뇨는 치료가 가능한 질환입니다. 다만 환자마다 체질, 장부 기능이나 당뇨 상태 등이 다르니 치료 기간에 차이가 납니다. 당뇨 없는 사람들이 흰쌀밥 먹고 과일 먹고 1만 보씩 걷지 않아도 혈당이 잘 조절되는 건 그들이 혈당을 잘 조절할 수 있는 몸의 시스템을 갖추고 있기 때문입니다. 당뇨 치료에는 음식이나 운동이 중요한 게 아닙니다. 나 스스로 혈당을 잘 조절할 수 있는 시스템만 갖추고 있으면 어떤 음식이 들어오는지, 1만 보를 걸었는지 안 걸었는지는 중요하지 않습니다. 그야말로 그저 혈당이 조절되니까요."

당뇨를 진료하고, 또 치료하면 할수록 이런 확신은 더 강해집니다.

"당봄한의원은 생활습관 티칭이 조금 다른 것 같아요.
정말 흰쌀밥이랑 과일을 먹어도 되나요? 밥을 한 공기 다 먹어도 되나요?"

진료를 받으러 오는 분들이 가장 의아해하는 부분입니다. 지금까지 들어왔던 당뇨 관리 방법과는 너무 다르니 이해가 잘 안 되는 것이죠.

다이어트에 실패하는 이유가 뭔가요? 계속 실천할 수 없어서입니다. 먹는 양을 줄이고 무리하게 운동해서 살이 빠졌다면 이 방법을 유지해줘야 하는데 바로 그게 힘듭니다. 그래서 실패합니다. 당뇨 치료도 마찬가지입니다. 의욕에 불타서 초반에는 무엇이든 하지요. 하지만 지속하지 못하면 언젠가는 다시 혈당이 오릅니다. 어쩔 수 없습니다.

"음식 섭취를 확 줄이세요."

"흰쌀밥은 먹지 말고 현미밥만 드세요."

"매일 운동하세요."

"채소 위주로 먹고 고기 섭취를 줄이세요."

제 환자들에게 이런 뻔한 이야기를 하고 싶지는 않아요.

대신 이렇게 말합니다.

음식

"한식 위주로 편하게 드세요.

그리고 본인에게 필요한 양은 다 드세요. 한 끼에 3분의 2공기든, 한 공기든, 한 공기 반이든 본인 체격에 필요한 양만큼은 먹어야 합니다.

흰쌀밥을 먹어도 됩니다. 식구들이 잡곡밥 먹으면 같이 잡곡밥 드세요. 꼭 현미밥이 아니어도 됩니다. 식구들 밥과 별도로 현미밥을 따로 지어 먹을 필요는 없어요.

대신 밀가루, 빵, 면, 떡, 과자, 쿠키, 탄산음료, 주스처럼 밀가루나 설탕이 들어간 음식은 피하세요."

운동

"본인이 좋아하는 운동을 무리가 가지 않는 선에서 하세요.

몇 달 반짝하고 포기할 운동보다는 꾸준히 실천할 수 있는 강도와 횟수를 정하고 운동을 하세요."

수면
"밤 11시 전 혹은 늦어도 자정 전에 취침하세요.
7시간 이상 숙면을 취하세요."

첫 진료에서 이처럼 처방을 내리면 모두 어리둥절해합니다. 익숙해질 때까지 혹은 실제 혈당이 잡힐 때까지 계속 의아해해요. 하지만 혈당이 잡히고, 당뇨와 관련된 여러 가지 증상이 잡히고, 당뇨발저림 증상이 완화되기 시작하면 그때부터 확신하게 됩니다.

환자들이 이 방법을 '행복한' 치료법이라고 말하며 만족해하니 저도 좋습니다. 흰쌀밥과 과일을 먹을 수 있고, 먹는 양을 줄이지 않아도 되고, 매일 억지로 무리하게 운동하지 않아도 됩니다. 그렇게 해도 혈당이 잡히고 당뇨발저림 증상이 완화되니 이보다 좋을 수 없지요. 나아가 자신감을 갖게 됩니다. 이런 생활습관은 한방 치료를 종료한 후에도 스스로 유지해나갈 수 있기 때문이죠. 억지로 한 게 아니니까요.

당화혈색소가 낮으면 당뇨합병증이 안 생길까요? 당뇨를 진단받은 지 아주 오래돼야만 당뇨합병증이 생기는 걸까요?

그렇지 않습니다. 본원에 당뇨합병증 때문에 오는 환자들을 보면 이제 막 당뇨 진단을 받은 분도 있습니다. 심지어 당화혈색소가 7%도 아닌 5%대인데 합병증으로 오는 분도 의외로 많습니다.

물론 혈당 관리가 안 될수록 당뇨가 더 심해지니 합병증도 더 쉽게 생길 겁니다. 그러나 당뇨약을 복용해 혈당은 낮췄지만 정작 당뇨가 생긴 근본 원인은 등한시하거나 장부 기능이 무너진 경우 등에는 비록 혈당은 낮더라도 합병증이 생길 수 있습니다.

진료하는 동안에도 끊임없이 고민했습니다.

혈당은 잘 관리되는데 합병증이 생기는 이유는 무엇일까? 실제로 진료를 해보니 합병증으로 온 당뇨인은 소변으로 포도당, 즉 요당이 나오는 경향이 있었고, 요당이 줄어들면 합병증이 없어지는 경향도 있었습니다. 이에 대해 좀 더 심도 있게 살펴보고자 현재 건강보험공단 데이터를 가지고 연구 중입니다.

본원에서는 합병증으로 고생하는 당뇨인을 진료할 때 혈당뿐만 아니라 요당도 함께 살핍니다. 이 두 가지를 모두 관리함으로써 당뇨합병증을 치료하기 위해 노력하고 있습니다.

"당뇨, 꼭 한방 치료까지 받아야 하나요?
음식과 운동 같은 생활습관만 고치면 안 되나요?"

맞습니다.
당뇨가 심하지 않으면서 비교적 초기 단계라면 생활습관 교정만으로도 치료가 됩니다.
하지만 아무리 생활습관을 교정해도 혈당이 잘 잡히지 않을 수 있습니다. 이는 체질에 문제가 있거나 당뇨 때문에 장부 기능까지 악화된 경우에 그렇습니다. 간 기능이 저하된 경우, 뇌열이 과도하게 쌓인 경우도 마찬가지이고요.

생활습관 교정만으로 모든 병이 치료될 수 있다면 좋겠지만 사실

그렇지 못한 경우가 많고, 그래서 한의원을 찾는 것이죠. 예를 들어 아토피를 한방으로 치료하는 것은 체질을 개선하기 위해서입니다. 산후조리를 위해 한방 치료를 하는 것은 저하된 장부 기능을 끌어올리기 위해서이고요.

마찬가지로 당뇨를 앓고 있다면 한방 치료를 고민해보세요. 단순 생활습관 교정만으로 치료되지 않는 경우 체질을 개선하고 장부 기능을 끌어 올려 치료하는 방법이 있는데, 한방 치료가 이에 큰 도움을 주기 때문이죠.

제가 한의사이지만 지금까지는 당뇨를 치료할 때 '한방 치료'를 우선적으로 고려하는 경우는 드문 것을 잘 알고 있어요. 인슐린과 당뇨약에 관한 정보에 익숙하다보니 한방 치료로 당뇨 완치까지 가능하다는 이야기가 생소하기도 하고요.

이 책을 쓰게 된 것도 바로 이런 거리감을 줄이고 무엇보다 '근본적인' 원인 요소를 치료할 수 있는 한방 당뇨 치료에 대해 알리고 싶었기 때문입니다.

다음에 이어질 〈Part 1〉에서는 당뇨에 대한 오해를 바로잡고, 당뇨와 깊은 관계에 있는 내 몸 속 장부(이를테면 '간'과 같은), 당뇨에 영향을 미치는 '스트레스' 등의 외부 요인에 대해 긴밀하게 살펴보려 합니다.

본원에서 간과 요당을 중심으로 당뇨를 치료하는 이야기, 한방 당뇨 치료를 받으러 오는 환자들의 네 가지 유형, 마지막으로 당뇨인이 실천해야 할 올바른 생활습관(음식, 운동, 수면)에 대해서도 구체적으로 알아보겠습니다.

〈Part 2〉는 제가 치료한 당뇨인의 실제 사례입니다. 이제 막 당뇨 진단을 받은 당뇨인, 당뇨약을 먹고 인슐린 주사를 맞아도 혈당이 잘 잡히지 않는 당뇨인, 열심히 혈당 관리를 했지만 합병증이 나타난 당뇨인 등 본원에서 한방 치료를 받고 당뇨를 이겨낸 다양한 이야기를 확인할 수 있습니다.

책 내용의 절반 이상을 실제 한방 치료 사례로 채운 건 당뇨를 극복할 수 있다는 자신감과 희망을 당뇨인에게 심어주고 싶었기 때문입니다. 당뇨는 평생 관리해야 하는 질환이라고 섣불리 판단한 채 완치를 포함한 치료를 포기하는 일이 없길 바라는 마음도 간절했고요. 한의학과 함께 당뇨가 생긴 근본 원인을 찾아 노력한다면 여러분도 완치에 이르는 길을 찾을 것입니다.

본문을 시작하기에 앞서 당뇨 또는 당뇨합병증이 의심되는 분들을 위해 자가 테스트를 해볼 수 있는 질문지를 실었습니다. 네 가지 질문지에 솔직하게 답하고 이 책을 읽을 마음의 준비를 해보세요. 더불어 요즘 관심사인 '탄수화물 중독' 여부를 알 수 있는 항목도 넣어두었습니다. 당뇨에 전혀 도움이 되지 않는, 당뇨의 적! 바로 '스트레스' 관련 항목도 있으니 이 기회에 스스로의 생활 패턴을 점검해보는 것도 좋겠습니다.

책 전반에 걸쳐 공개한 제 '당뇨 노트'도 재미있게 읽어주세요. 다소 무겁지만 유용한 정보들을 이해하기 쉽게 적었습니다. 물론 당뇨인이 꼭 알아야 할 내용이에요. 평소 궁금했던 것, 이론이나 사례에서 부족했던 부분을 채워갈 수 있으리라 봅니다. 필요한 내용을 꺼내 여러분의 당뇨 노트에 다시 한번 적어둔다면 더욱 도움이 되겠지요?

당뇨에 대해 가졌던 오해와 선입견이 이 책을 통해 조금이라도 풀려 자신에게 꼭 맞는 치료를 받을 기회를 놓치지 않기를 바랍니다.

PART 1 당뇨 치료, 어떻게 알고 계세요?

PART 2 실제 환자들의 치료 이야기

1. 당뇨, 초기에 치료하면 완치가 빠릅니다!
당뇨 초기에 완치까지 도전한 사례

2. 이미 당뇨약 복용을 시작했다고 좌절하지 마세요!
당뇨약과 인슐린을 이겨내다

3. 포기하고 있던 당뇨발저림을 치료했습니다!
대표적인 당뇨합병증, 발저림을 한방 치료로 극복하다

🔖 이혜민 한의사의 당뇨 노트

〔〔〔 나의 몸 상태를 알아보기 위한 SELF TEST 〕〕〕〕

Test 1. 나도 당뇨 초기일까?

갑자기 살이 빠진다거나 목이 자주 말라 물을 많이 마시고 소변을 수시로 보는 등의 증상이 나타나면 '당뇨 아닐까?' 의심하게 됩니다. 몸에 스스로 느낄 만한 변화가 생겼다면 병원에서 간단한 혈액검사를 통해 당뇨 여부를 확인해보는 것이 좋습니다.

그 전에 먼저 자가 테스트를 한번 해볼까요? 다음 34개 항목 중 자신에게 해당하는 내용에 체크해보세요.

	문항	체크
1	최근 화장실 가는 횟수가 늘어났다.	
2	잠을 자다가 소변을 보기 위해 깨는 일이 잦아졌다.	
3	최근 소변량이 많아졌다.	
4	자주 목과 침이 마르다.	
5	물 마시는 양과 횟수가 늘어났다.	
6	잠을 자다가 갈증 때문에 깨어 물을 마실 때가 있다.	
7	간식이나 군것질을 자주 한다.	
8	식사가 불규칙하고 자주 과식한다.	
9	최근 식사량이 많이 늘어났다.	
10	어렸을 때부터 뚱뚱한 편이었다.	
11	현재 비만이거나 과체중이다.	
12	많이 먹어도 계속 식욕이 생기고 공복감이 든다.	
13	몸무게가 줄고 몸이 야위어가는 느낌이다.	
14	매사에 나른하고 의욕이 없다.	

15	최근 무척 피곤해졌다.
16	스트레스를 많이 받는다.
17	면역력이 약하다.
18	예전에 비해 눈이 갑자기 더 침침해졌다.
19	최근 시력이 많이 떨어졌다.
20	초점이 잘 잡히지 않는 증상이 있다.
21	상처가 잘 아물지 않는다.
22	당뇨 가족력이 있다.
23	생리불순, 변비, 기미 등이 생긴다.
24	손발 저림과 통증, 또는 감각이상이 발생한다.
25	평소 운동을 잘 하지 않는다.
26	평소 밀가루나 설탕 등 정제 탄수화물을 많이 먹는다.
27	뽀루지나 종기가 자주 난다.
28	원인 모를 가려움증이 있다.
29	신경통이나 경련이 자주 일어난다.
30	습진, 부스럼, 무좀이 생긴다.
31	자주 잇몸에 염증이 생기고 피가 난다.
32	요즘 혈압이 높다는 말을 자주 듣는다.
33	감기 같은 사소한 병이 끊이질 않는다.
34	외음부나 항문이 가렵다.

해당 항목이 12개 이하이면 건강한 상태이니 걱정할 것 없어요. 13~24개이면 당뇨 위험이 있는 상태, 25개 이상이면 당뇨를 적극적으로 의심해볼 수 있는 상태이니 당뇨 진단을 받아보기를 권합니다.

Test 2. 당뇨병성 말초신경병증일 수도 있다?

당뇨인의 경우 '발저림' 증상이 있으면 가장 먼저 당뇨로 인한 합병증을 의심합니다. 합병증인지 스스로 체크할 수 있는 아래의 문진표를 확인해보세요. MNSI라는 검사입니다. 총 15개 문항에 '예/아니요'로 답하면 됩니다.

	문항	예	아니요
1	발 또는 다리에 저린 감이 있습니까?		
2	발 또는 다리에 화끈거리는 통증을 느낀 적이 있습니까?		
3	발에 무엇이 닿을 때 과민하게 느낍니까?		
4	발 또는 다리에 갑자기 쥐가 납니까?		
5	발 또는 다리에 찌르는 듯한 느낌을 받은 적이 있습니까?		
6	이불이 피부에 닿을 때 아픔을 느낍니까?		
7	목욕할 때, 뜨거운 물과 차가운 물을 구분할 수 있습니까?		
8	발에 까진 상처가 생긴 적이 있습니까?		
9	의사로부터 '당뇨병성 말초신경병증'이라고 진단받은 적이 있습니까?		
10	다리나 발에 마비가 있습니까?		
11	다리나 발의 증상이 밤에 더 심해집니까?		
12	걸을 때 다리가 아픕니까?		
13	걸을 때 발에 감각을 느낄 수 있습니까?		
14	발의 피부가 너무 건조해서 자주 갈라집니까?		
15	발이나 발가락을 자르는 수술을 받은 적이 있습니까?		

우선 4번과 10번 문항은 신경계 증상이 아니라 혈관계 증상에 해당되기 때문에 점수에 포함하지 않습니다. 15개 중 2개가 빠지니 13개 문항이 남겠죠? 점수를 매겨야 하는데, 7번과 13번 문항은 '아니요'라고 답했으면 1점, '예'라고 답했으면 0점. 나머지 문항은 모두 '예'라고 답했으면 1점, '아니요'라고 답했으면 0점입니다.

0~13점까지의 점수가 나올 거예요. 점수가 높을수록 말초신경병증 증상이 심한 것을 의미합니다. 3점 이상이면 말초신경병증을 의심할 수 있고, 7점 이상이면 말초신경병증이 있다는 의미입니다. 자가 테스트를 해보고 의심되는 점수가 나왔다면 반드시 병원에서 검사를 받도록 하세요.

Test 3. 내 증상이 당뇨병성 망막증은 아닐까?

'당뇨병성 망막증'은 당뇨합병증의 하나로 백내장이나 비문증과 같은 눈질환이에요. 노안 증상과도 비슷해 정확히 구분하기 어렵습니다. 눈이 침침해지는 증상은 노화 혹은 수면 부족, 스마트 기기 과다 사용 등에 의해 나타날수 있지만, 당뇨 때문일 수도 있으니 먼저 자가 테스트를 통해 본인의 상태를 체크해보세요.

	문항	체크
1	눈 초점이 잘 안 잡힌다.	
2	망막에 출혈이 생겨 시력이 떨어진다.	
3	최근 눈을 자주 비빈다.	
4	햇빛을 받으면 눈이 시리다는 느낌이 종종 든다.	
5	시력이 떨어진 듯하다.	
6	갑자기 눈이 침침해진 적이 있다.	
7	가까운 물체를 보거나 책을 볼 때 뿌옇다.	
8	안경이나 돋보기를 착용해도 선명하게 보이지 않는다.	
9	눈이 침침해서 답답할 때가 많다.	
10	눈이 쉽게 피로하고 잠이 빨리 온다.	
11	TV나 휴대전화 화면을 오래 보기가 힘들다.	
12	휴대전화 글자를 맨눈으로 확인하기 어렵다.	
13	밤에 운전하기가 어렵다.	

해당 항목이 4개 이하이면 가볍게 생각해도 됩니다. 5~8개이면 당뇨병성 망막증의 위험이 있는 상태, 9개 이상이면 당뇨병성 망막증을 적극적으로 의심해볼 수 있는 상태이니 안과 검사를받아보기를 권합니다.

Test 4. 당뇨병성 신증이 의심된다면!

여러 가지 당뇨합병증 중에서도 관리를 소홀히 하여 증상이 심해지면 혈액
투석으로까지 이어지는 무서운 합병증이 있습니다. 바로 '당뇨병성 신증'인
데요. 발저림이나 눈 관련 질환처럼 자각 증상이 뚜렷하지 않아 스스로 신
장 기능 저하를 의심하는 경우가 드뭅니다. 당뇨를 진단받고 관리 중이라면
아래 21개 항목을 통해 현재 자신의 컨디션을 체크해보는 것이 중요합니다.

	문항	체크
1	당뇨나 혈압이 있다.	
2	가족 중에 신장질환을 앓는 사람이 적어도 1명 이상 있다.	
3	혈압이 높아진다.	
4	양말을 신고 있다 벗으면 양말 자국이 난다.	
5	아침에 일어나면 눈 주위가 붓는다.	
6	밤에 쥐가 잘 나고 발과 다리가 붓는다.	
7	소변 색깔이 붉거나 탁하다.	
8	소변에 거품이 많다.	
9	소변에서 강한 암모니아 냄새가 난다.	
10	잠을 자다가 소변 때문에 자주 깬다.	
11	최근 소변량이 줄거나 많아졌다.	
12	배뇨 시 통증을 느낀다.	
13	무기력하고 자주 피로감을 느낀다.	
14	식욕이 떨어지고 체중이 감소한다.	
15	피부가 가렵고 창백하다.	
16	집중력이 떨어지고 잠을 잘 못 잔다.	
17	자고 일어나면 눈 주위가 푸석푸석하다.	
18	안색이 창백하기니 거무스름하게 변한다.	

19	혀에 백태가 낀다.	
20	옆구리가 아프다.	
21	구토가 난다.	

해당되는 항목이 5개 이하이면 신장 이상은 아니에요. 단, 다른 곳에 이상이 있을 수 있으니 주의를 기울이세요. 6~14개이면 신장 기능 저하의 위험이 있는 상태, 15개 이상이면 당뇨병성 신증을 적극적으로 의심해볼 수 있는 상태이니 신장 기능 검사를 받아보도록 합니다.

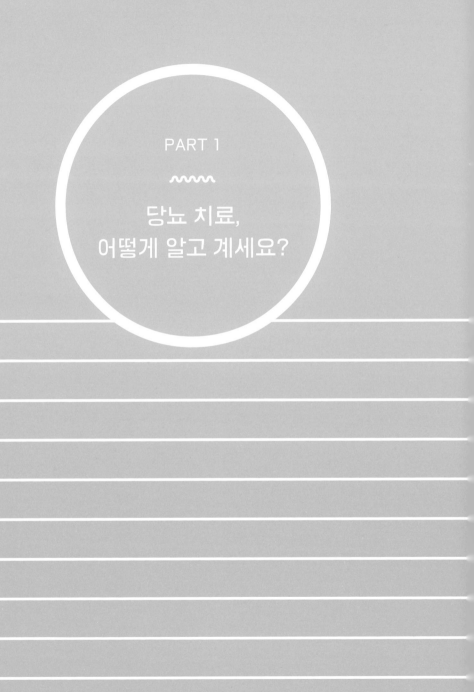

PART 1

~~~~~

당뇨 치료,
어떻게 알고 계세요?

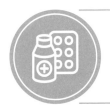

1. 지금까지 알고 있던 당뇨 치료, 이게 최선입니까?

많은 사람들이 당뇨를 불치병으로 알고 있다. 당뇨는 만성질환이라 완치는 불가능하고 살면서 내내 관리해야 하는 병이라고 생각한다. 한의사인 나 역시 예전에는 그렇게 생각했다.

그런데 당뇨인을 직접 치료하고 완치에 이르는 것을 본 이후로 당뇨에 대한 인식이 완전히 바뀌었다. 당뇨는 치료가 되는 질환이다.

대부분의 사람들이 당뇨를 치료할 수 없는 병으로 여기는 것은 아마도 경구혈당강하제, 즉 흔히 말하는 당뇨약 때문일 것이다. 약에 따라 혈당을 낮추는 기전은 다르지만, 당뇨약을 복용하다 중단하면 혈당이 다시 오르기 때문에 약을 끊을 수 없다는 사실이 당뇨를 영원히 관리해야 하는 병으로 여기게 만든다.

이에서 알 수 있듯 당뇨약은 혈당을 낮춰주기는 하지만 당뇨 자체를 근본적으로 치료하지는 못한다.

현대 의료 체계에서는 양방이 차지하는 비중이 한방보다 크기 때문에 양방에서 당뇨를 근본적으로 치료할 약물을 개발하지 않는 한 당뇨는 치료 불가능한 질환으로 인식될 수밖에 없다.

그런데 한번 생각해보자.

양약으로 불가능하다고 해서 당뇨는 치료될 수 없는 질환이라고 규정하는 것은 문제가 있지 않을까?

당뇨는 만성질환이자 생활습관병으로 알려져 있는 만큼, 생활습관을 교정하면 이겨낼 수 있는 것 아닐까? 다른 민간요법은 없을까? 한의학은 어떨까? 말 나온 김에 당뇨도 완치 가능한 질환이라는 한의학의 목소리에 귀 기울여보자.

이 책을 쓰기로 한 이유는 당연히 "당뇨는 치료된다!"는 것을 알리고 싶어서이다. 그리고 나는 한의사이다.

쉽지 않은 경우도 물론 있다. 하지만 환자 스스로 잘못된 생활습관을 교정하고 본인의 몸 상태와 체질에 맞는 한약을 적절하게 복용한다면, 당뇨는 완치까지 가능한 우리 주변의 흔한 질환이라고 자신 있게 말할 수 있다.

한의학에서 보는 당뇨에 대한 이야기와 실제 환자들의 임상 사례를 통해 당뇨가 어떻게 치료 가능한 병인지를 알려주고자 한다. 당뇨 진단을 받아 앓고 있는 환자나 당뇨 경계에 있는 당뇨인이 알아야 할 각종 상식, 한방 당뇨 치료의 원리는 무엇인지 자세히 알아보도록 하자.

중의학이란 수천 년 동안 전해 내려오는 중국 고유의 의학으로, 우리 한의학과 비슷하다. 중국에서는 한약재를 이용한 중의학으로 당뇨를 치료한 사례를 흔히 볼 수 있다고 한다.

인구가 많은 나라인 만큼 중국에는 1억 명 이상의 당뇨인이 있다. 대부분의 당뇨인은 다른 나라의 경우처럼 경구혈당강하제, 즉 당뇨약을 복용해 치료하지만 앞서 말했듯이 한약재가 보편화된 중국에서는 중의학의 한방 치료를 받는 환자들이 적지 않다.

실제 20년간 20만 건이 넘는 당뇨를 중의학으로 치료한 의사가 있다. 바로 통샤오린 교수이다. 중국 광안문병원의 중의사(중국 한의사)로, 매일 오전 진료만 하는데도 처음 내원하는(보통 초진이라고 부른다.) 당뇨인만 50여 명에 이른다.

통샤오린 교수의 진료법은 독특하다. 항상 초진 환자만 보고, 무조건 6개월치 한약을 한 번에 처방한다. 당뇨는 만성질환이어서 오랜 치료가 필요하기 때문이다. 처음 내원 시 검사 및 진료비가 우리나라 돈으로 8만 원 정도이며, 여기에 6개월치 한약 값이 더해진다. 초진 시한 번만 퉁샤오린 교수를 볼 수 있고 이후 6개월은 내원 없이 약만 먹는데도 매일같이 전국에서 당뇨인이 모여든다. 그 이유는 순전히 교수의 실력 때문이다. 그는 20년 넘게 당뇨 치료에 매진하면서 자신만의 독자적인 당뇨 치료 체계를 갖추었다. 또 어느 하나의 학파나 유파에 얽매이지 않고 필요한 사상이나 방법을 자유자재로 융통성 있게 응용한다. 이 모두를 통해 중의학적 당뇨 치료의 기준을 만들어가고 있다.

퉁샤오린 교수가 이렇게 진료할 수 있는 건 중국 의료보험제도의 도움이 크다. 광안문병원은 우리나라로 따지면 3차 의료기관이다. 하루 평균 1만 2000명의 외래 환자가 방문하고, 650개의 입원실이 있으며, 1000여 명의 직원이 근무한다. 중국은 1999년에 중의학 의료보험을 시작했는데 그때부터 이 병원을 찾는 환자가 매년 20% 정도씩 증가했다고 한다. 즉, 중의학 의료보험의 도움으로 중의학 진료를 받는 환자가 늘어난 것이다. 진료비 부담이 준 데다 퉁샤오린 교수의 치료 효과가 워낙 좋으니 그의 진료실은 항상 인산인해를 이룬다.

중국처럼 우리나라도 정부가 나서서 한약 의료보험제도를 시행해 준다면 한의학 진료를 받는 환자도 늘고 한방 치료의 발전도 꾀할 수 있으리라 생각한다.

2) 중의학 치료가 강점을 가지는 질환

2010년 중국 정부는 대규모로 '중국 중의 기본 현황 조사'를 진행한 결과를 발표했다. 852개 의원과 국가중의약관리국이 인정한 259개의 '중의우세병종'이 바로 그것이다.

중의우세병종이란 한마디로 의료 관련 부문에서 임상연구기지, 중점전문과, 특색전문과, 중점학과, 중점연구실 및 의료기구가 임상 우세 항목으로 인정한 병을 가리킨다. 쉽게 말하면 서양의학에 비해 중의학 치료 효과가 우수한 질환들이다.

당뇨도 바로 이 중의우세병종에 속했으니, 중의학으로 당뇨를 치료하는 것이 효과적임을 입증한 결과이며, 그 사례 또한 풍부하다.

중의학으로 당뇨를 치료한다니. 당뇨가 발병하면 무조건 양방에서 진찰받고 평생 동안 약을 먹으며 관리해야 한다고 알고 있는 우리에겐 쉽게 상상하기 어려운 일이다.

조사 과정에서 852개소 의원에서 수집된 중의우세병종 가운데 국가 중의약관리국에서 중의학적 치료 효과를 최종적으로 인정한 259개의 병을 발표했으며, 그중에서도 각 임상과별 상위 10개에 해당하는 중의우세병종은 다음 표와 같다.

임상과별 상위 10개에 해당하는 중의우세병종 [자료 제공: 베이징 전통의학연구소]

과별	우세병종
내과	중풍, 요통, 항비, 어지럼증, 당뇨, 흉비심통, 얼굴 마비, 명치 밑 통증, 간염, 기침
외과	치질, 치루, 폐색성혈관혈전염, 항문파열, 오래된 이질, 목에 생긴 옹, 탈항, 대퇴골골낭종, 혼합치질, 습진
부인과	불임, 대하, 생리통, 임신불안, 폐경기증후군, 자궁염, 유선암, 붕루(崩漏), 자궁외임신, 임신편두통
소아과	폐렴과 기침, 숨이 찬 병증, 발육불량, 소아설사, 신생아설사, 소아자반증, 디프테리아, 소아감기, 유행성이하선염, 유체
골상과	대퇴골전자골절, 요골원단골절, 뼈가 상해 점차 침식되는 것, 단순흉요추골절, 구루병
이비인후과 · 안과	노년성황반변성, 시력장애, 눈동자가 흐려져 녹색을 띠는 병증, 녹내장, 당뇨 안과질환, 편도선염, 부비동염, 급성청력감퇴, 만성인후염, 코막힘, 백내장, 결막염, 홍체모양체염, 야맹증, 각막염

중의우세병종의 과별 분포는 내과, 외과, 부인과, 소아과, 골상과, 이비인후과와 안과에 두루 걸쳐 있다. 이 책에서는 그중 내과에 속한 '소갈'에 대해 집중적으로 살펴보고 있다. 소갈은 '당뇨'의 한의학적 이름이다.《동의보감》에 당뇨를 소갈로 표시했으며, 그 증상이 요즘 말하는 당뇨의 증상과 거의 흡사하다.

중의우세병종 중 이비인후과 질환으로 '소갈병안병(당뇨 안과질환)'이 있다. 이는 당뇨로 인해 안구에 생긴 병이며 지금의 '당뇨병성 망막증'을 말한다. 당뇨병성 망막증 또한 중의학으로 치료한 사례가 많고 효과도 있었음을 보여준다.

이렇게 중의학적 치료의 효과가 있음이 인정된 총 259개 질환 중에서도 특히 치료 효과가 매우 큰 것으로 밝혀진 임상과별 상위 10개 질환에 당뇨와 당뇨병성 망막증이 속해 있다는 것은 주목할 만하다.

중국은 당뇨 치료의 표준이 될 수 있는 중의학 진료 지침을 만드는 한편으로, 계속해서 치료 사례를 모아 중의학의 치료 효과를 입증해내고 있다. 당뇨와 당뇨병성 망막증에 중의학 치료의 강점이 있음을 공론화한 것처럼 더 많은 당뇨 관련 증상들, 그리고 당뇨 외의 대사성질환에서도 그 효과를 입증해나갈 것이다.

중국에 중의학이 있듯, 우리에겐 한의학이 있다. 한의학 또한 중의학 못지않게 우수하며, 이제는 한의학이 그 효과를 입증하고 밝혀나가야 할 때다. 당뇨라 해서 무조건 양방 치료만 생각할 것이 아니라 효과적인 한의학 치료도 있음을 염두에 둘 것을 권한다.

세종대왕이 앓았던 병, '소갈'

당뇨인이 호소하는 3대 증상으로 다음(多飮), 다식(多食), 다뇨(多尿)가 있어요. 이와 가장 비슷한 증상이 바로 소갈인데요. 소갈은 신체가 음식을 잘 분해하지만 갈증이 심해 물을 많이 마시고 체중이 감소하는 병증입니다. 소갈(消渴)의 소(消)는 태운다는 뜻이고 갈(渴)은 입이 마른다는 뜻입니다. 즉, 입이 마르고 에너지가 자꾸 소모되어 체중이 감소하는 병이라고 볼 수 있습니다.

《동의보감》에서는 소갈을 발현 부위에 따라 크게 상소(上消), 중소(中消), 하소

(下消)로 구분합니다. 상소는 대개 심장과 위에 열이 많아 폐의 진액이 소모된 상태입니다. 갈증이 심해 물을 많이 마시는 반면 소변량은 적고 기력이 없으며 소화나 대변은 정상입니다.

폐와 위에 열이 과도하게 쌓여 발생하는 중소는 음식을 많이 먹고 소화가 잘되어도 살이 찌지 않고 몸이 마를뿐더러 쉽게 피로를 느끼고 간혹 현기증도 있습니다. 갈증은 있으나 물을 많이 마시진 않고 소변 색이 짙으며 단내가 납니다.

신장에 열이 있어 생기는 하소는 얼굴이 검고 수척해집니다. 대퇴부와 무릎이 약하며 뼈마디가 시리고 아픕니다. 소변을 자주 보고 싶고 양이 많으며 그 색이 탁합니다.

이런 병증을 보이는 소갈을 세종대왕이 앓았다는 사실, 알고 계셨나요? 세종대왕은 훈민정음 창제를 비롯해 수많은 업적을 남겼지만 어려서부터 운동과 친하지 않고 육식을 즐기며 연구에만 집중한 탓에 소갈로 고생했습니다. 지금의 당뇨와 그 원인이 비슷하지요? 그런데 그때는 양방이 없었으니 당연히 한의학으로 치료했지요. 즉, 아주 오랜 옛날부터 소갈을 한의학으로 다스렸다는 것을 알 수 있습니다.

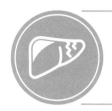

2. 한방 당뇨 치료의 원리

1) 간부터 신경 씁시다

당뇨와 가장 밀접한 장기는 무엇일까? 아마 많은 사람이 췌장이라 알고 있을 것이다. 췌장은 인슐린의 분비를 담당한다. 하지만 우리나라 당뇨인의 90% 이상은 2형 당뇨, 즉 인슐린 분비는 정상이나 인슐린이 몸에서 제대로 쓰이지 못하는 '인슐린 저항성'에 기인한 당뇨로, 췌장에는 이상이 없는 경우가 많다. 그러니 2형 당뇨의 경우 인슐린 저항성에 주목해서 치료해야 한다.

인슐린 저항성은 간, 근육, 내장 지방 등과 관련이 있으며, 그중에서도 가장 밀접한 기관은 바로 '간'이다. 따라서 당뇨를 이해하려면 간에 대해 알아야 하고, 당뇨 치료를 위해서는 간 기능 회복이 우선이라는 것을 기억해야 한다.

그러면 먼저 혈당과 간의 관계에 대해 자세히 알아보자.

첫째, 간은 식후혈당을 감소시키는 역할을 한다.

우리가 식사를 하면 탄수화물은 소화 과정을 거쳐 포도당으로 분해되어 간으로 운반된다. 간은 이렇게 들어온 포도당을 글리코겐 형태로 바꿔 보관한다. 작은 분자인 포도당을 그대로 보관하는 것보다 큰 분자인 글리코겐 형태로 바꿔 보관하는 게 보다 효율적이기 때문이다. 그러다가 몸이 포도당을 필요로 할 때 간이 글리코겐을 포도당으로 분해해 보내주기 때문에 우리 몸은 적절한 혈당을 유지하게 된다.

간은 쉽게 말해 큰 댐에 비유할 수 있다. 댐이 홍수에 물을 저장하고 가뭄에 물을 방수하는 것처럼 간은 식후에 포도당을 저장하고 공복에는 포도당을 생산해 혈당을 조절하는 역할을 한다. 댐이 클수록 물을 조절하는 역할을 잘 수행하듯이 간도 기능이 정상이어야 혈당을 잘 조절할 수 있다.

그런데 댐이 작거나 부실하면 폭우나 가뭄에 적절히 대응하지 못하는 것처럼 지방간이 있다거나 술을 많이 마셨거나, 간 수치가 높다거나 만성피로로 간 기능이 저하된 경우 등의 원인으로 간 기능이 좋지 않으면 간의 저장기능도 떨어진다. 그 결과 식후에 생긴 포도당을 간에 제대로 저장하지 못하게 되어 포도당이 혈관에 늘어나니, 결국 혈당이 상승하는 것이다.

고혈압은 혈압이 정상 수치보다 높은 증상을 말합니다. 그렇다면 '당뇨'는 우리 몸의 어디가 고장 난 것일까요? 당뇨라고 하면 혈당이 비정상적으로 많아지는 고혈당 증상을 떠올리는 경우가 많을 겁니다.

문제는 고혈당 증상만이 아니에요. 당뇨인의 경우 고혈당뿐만 아니라 저혈당 증상에도 항상 대비해야 합니다. 심각한 저혈당 증상이 10초 이상 지속되면 뇌 기능이 저하될 수 있기 때문입니다. 당뇨인이라면 지금 이 순간에도 혈당을 낮추기 위해 열심히 노력하고 있으리라 생각됩니다. 하지만 너무 무리하게 혈당을 낮추는 것은 저혈당 증상을 초래해 오히려 위험할 수 있음을 명심하고 항상 주의해야 합니다.

이번에는 혈당을 슬기롭게 낮춰 저혈당 증상을 피하는 방법을 세 가지로 정리해보겠습니다. 모쪼록 이를 기억하고 꼭 실천하기를 바랍니다.

첫째, 식사를 규칙적으로 해야 합니다.
바쁘다보니 식사를 정해진 시간에 규칙적으로 하지 않아 혈당이 낮아지고 저혈당 증상이 발생할 수 있습니다. 혹은 무리하게 탄수화물 섭취를 줄인 경우에도 저혈당 증상이 나타날 수 있는데요. 당뇨인은 탄수화물을 먹으면 혈당이 바로 높아지기 때문에 의식적으로 탄수화물 섭취를 줄이려고 노력합니다. 하지만 너무 무리하게 탄수화물 섭취를 줄이면 오히려 저혈당 증상이 나타날 수 있습니다.

둘째, 운동은 식후에 하는 것이 좋습니다.
음식 섭취가 혈당을 높이는 행위라면 반대로 운동은 혈당을 소모해서 낮추는 행위입니다. 하지만 공복에, 혹은 식전에 너무 무리하게 운동을 하면 혈당 소모가 지나쳐서 저혈당 증상이 나타날 수 있습니다. 따라서 저혈당 증상이 걱정되는 당뇨인이라면 운동은 식후에 하는 게 좋습니다.

셋째, 주치의와 상의하여 당뇨약 또는 인슐린 주사를 조절해야 합니다.
식사도 규칙적으로 하고 운동도 식후에 하는 등 여러 노력으로 혈당 수치가 좋아졌음에도 불구하고 자주 저혈당 증상을 겪는 당뇨인이 있습니다. 이는 환자의 몸 상태에 비해 당뇨약이나 인슐린 주사가 셀 경우 나타나는 부정적인 현상입니다. 이럴 때는 주치의와 상의해서 당뇨약이나 인슐린 주사를 조절하는 것이 필요합니다.

둘째, 간은 공복혈당 조절에 중요한 역할을 한다.
간은 평소 식후 포도당을 저장했다가 공복 시에 혈당으로 공급해주는 역할을 한다. 특히 공복 시간이 긴 저녁부터 아침 기상 시간까지의 혈중 포도당을 일정하게 유지시킨다. 따라서 저혈당 증상이 자주 나타난다든지 아침의 공복혈당에 이상이 있다든지 하는 경우에는 간에 문제가 없는지를 잘 살펴봐야 한다.

간 기능이 정상적일 때도 아침에는 본래 혈당이 올라가 있다. 혈당은 이른 아침에 높다가 낮으로 갈수록 떨어지고, 다시 저녁으로 갈수록 올라간 뒤 기상 후 가장 높은 경향을 보인다. 아침에 일어나 활동을 시작하면 스트레스 호르몬인 코르티솔과 교감신경이 활성화되는데, 이것이 공복혈당을 높이는 원인이 된다.

혈당의 패턴을 알기 위해 공복혈당에 대해 좀 더 살펴보겠다.
아침에 기상했다고 가정하자. 아침 식사를 거른 상태로 출근하거나 약속이 있어 외출을 한다. 이때 우리 몸이 활동하기 위해서는 에너지가 필요한데 음식을 먹지 않아 외부에서 유입되는 포도당이 없다면 어떻게 될까? 아무 데에서도 혈당을 공급받지 못하면 저혈당 증상이 나타나 쓰러질 것이다. 하지만 우리 몸은 주인이 쓰러지는 것을 가만두고 보지 않는다. 자체적으로 혈당을 공급하기 위해 분주히 움직이게 되는데, 이때 출동하는 호르몬이 코르티솔과 교감신경 호르몬이다. 이들은 간에 작용해 포도당이 우리 몸에 공급될 수 있도록 돕는다.

그런데 문제는, 이때 분비되는 교감신경호르몬이 췌장의 베타세포에도 작용해 인슐린 분비를 억제할 수 있다는 것이다. 인슐린 분비가 억제되니 자연히 혈당이 잡히지 않고 높아지게 된다.

바로 이러한 두 가지 이유 때문에 아침에 일어나서 밥을 먹지 않은 상태, 즉 공복 상태에서의 혈당은 시간이 지날수록 높아질 수밖에 없다. 실제 당뇨인을 진료해봐도 7시에 기상해서 잰 공복혈당보다 계속 공복이라는 전제하에 8시, 9시에 잰 혈당이 더 높은 경향이 있었다.

공복혈당은 언제 측정하는 것이 좋을까요?

공복혈당을 의미 있게 측정하려면 언제가 가장 적당한 시간일까요?
공복혈당은 자고 일어나서 바로 측정하거나 30분 또는 늦어도 1시간 이내에 측정하는 것이 좋습니다. 기상 후 2시간, 3시간 후에 잰 혈당은 앞서 설명한 생리적인 현상에 의해 높아질 수 있기 때문입니다.
그렇다면 병원에 가서 혈당 검사를 할 때는 어떻게 해야 할까요?
집에서 잰 혈당과 병원에서 잰 혈당이 다른 경우가 있는데, 이는 병원에 가느라 일찍부터 서둘러 활동을 시작했기 때문입니다. 검진이 예약된 날은 그 시간 전까지 충분히 수면을 취할 수 있도록 하세요. 만일 오전 9시에 검진이라면 최대한 8시까지는 푹 자는 게 좋습니다. 기상 후 시간이 지날수록 혈당이 더 높아질 수 있기 때문이지요.

앞서 살펴본 간과 공복혈당, 호르몬과 공복혈당의 상관관계를 알고 안전한 혈당 수치를 유지할 수 있도록 노력해보세요.

앞서 살펴본 것처럼 간은 식후혈당과 공복혈당 모두와 관련이 있다. 이렇듯 혈당과 밀접한 관련이 있는 간에 이상이 생기면 어떻게 될까? 쉬운 예로, 간수치가 높은 경우 당뇨 발병 위험이 더 증가하는지 〈임상당뇨병〉에 실린 연구를 통해 살펴보자. 임수 분당서울대학교병원 내분비내과 교수 및 조남한 아주대의대 예방의학교실 교수팀은 당뇨가 없었던 40~70세 남성 4075명과 여성 4675명을 대상으로 2001년부터 2년 동안 간 수치와 당뇨의 상관관계를 추적하였다. 그 결과 간 수치가 높을수록 당뇨 발병 위험도 높아지는 것으로 나타났다.

연구 과정에서 간 수치, 즉 GPT(Glutamic-Pyruvic Transaminase : 원래 명칭은 ALT이지만 GPT로 더 알려져 있다. 주로 간세포 안에 존재하는 효소로, 간세포가 손상되는 경우 농도가 증가한다. 정상 수치 범위는 0~40IU/L이다.) 만의 영향을 알아보려고 당뇨 가족력, 나이, 음주 여부 등을 보정해 비교했더니 남성은 GPT 35IU/L 이상, 여성은 GPT 24IU/L 이상이면 그 이하인 사람에 비해 당뇨 발생 위험이 각각 2.2배, 2.0배 높아지는 것이다.

즉, 위의 연구를 통해 간 수치가 높으면 당뇨 발병 위험도 높아짐을 알 수 있다. 간 기능이 혈당 소절과 당뇨 빌병에 영향을 미치는 것을 보여주는 연구 결과이다.

  간에 대해 길게 이야기한 것을 종합해보면 당뇨가 발생했을 경우, 당뇨 치료 못지않게 꼭 함께 살펴야 하는 장기가 간이라는 것을 알 수 있다. 특히 2형 당뇨의 경우에는 절대적이다.

  나는 한방으로 당뇨인을 치료할 때도 기본적으로 간 기능을 회복시키는 한약과 침 치료를 병행 처방한다. 간 기능이 저하된 경우 결국 간 기능을 얼마나 빠르게 끌어올려주느냐가 당뇨 치료의 기간, 효과, 성패 등을 좌우하기 때문이다.

  실제 진료를 하다보면 간 기능이 좋지 않은 환자는 치료가 더딘 경향이 있다. 이런 환자는 공복혈당이 식후혈당에 비해 늦게 잡히는데, 새벽에 혈당을 잘 조절하지 못해서 아침 공복 시 혈당이 상승하기 때문이다.

  뒤의 〈Part 2〉 치료 사례에서 간 수치가 높아 공복혈당이 잘 안 잡혔던 예와 지방간이 많아 혈당 잡기가 어려웠던 예 등이 나오니 참고하면 된다.

당뇨로 주의를 하다가도 가끔 술 한잔의 유혹에 넘어가고 싶을 때가 있을 겁니다. 회식이나 약속에서 술자리가 있는 날은 특히 참기 어렵죠. 하지만 술을 마시면 당뇨에 악영향을 줄까봐 고민이 될 거예요. 그래서 이런 질문을 하는 분이 많습니다.

"술을 마시면 다음 날 공복혈당이 올라갈까요?"

우선 술을 마시는 것은 간과 관련이 있고, 간은 당뇨와 아주 밀접한 장기입니다. 따라서 음주는 당뇨에 영향을 미칠 수밖에 없는데요. 결론부터 이야기하자면, 보통의 경우 술을 마시면 다음 날 공복혈당은 오히려 떨어집니다. 이유는 다음과 같아요.

간은 음식, 각종 약물, 기타 독성 물질 등을 분해하고 대사해서 배설될 수 있는 형태로 만듭니다. 이를 해독작용이라고 부르는데요. 술을 마셔도 위와 같은 해독작용을 거치게 됩니다.

위와 장으로 흡수된 술은 다시 간을 통과하는 동안 해독작용을 거치는데, 이때 간은 평소보다 훨씬 많은 일을 하게 됩니다. 그러다보니 간은 기존에 하던 다른 일들은 제쳐두고 알코올을 분해하는 데 온 힘을 쏟는다고 합니다.
이때 글리코겐을 포도당으로 분해해서 우리 몸에 에너지를 공급하던 일 또한 못하게 됩니다. 쉽게 말하면 간이 너무 바빠져서 포도당을 만들 시간이 없는 거죠. 포도당을 만들지 못하니 일시적으로 혈당이 떨어지는 현상이 일어나는 겁니다.
우리 선조들은 술 마신 다음 날 아침에는 꿀물을 타 먹곤 했어요. 오랜 경험을 통해 술 마신 다음 날은 저혈당 증상이 나타난다는 것을 터득하고 찾아낸 대처법으로, 한마디로 선조들의 지혜라 할 수 있습니다.

얼마 전 내원한 한 당뇨인은 술을 마시면 다음 날 공복혈당이 떨어지는 게 좋아서 매일 막걸리를 마신다고 했습니다. 몸이 좋아져서 공복혈당이 떨어지는 게 아니라 위와 같은 이유로 공복혈당이 떨어지는 것임을 설명하고, 금주하라고 말씀드렸는데요. 술을 장기적으로 자주 마시면 간에 지방이 쌓여 대사 능력이 떨어지고, 그 결과 당뇨가 악화되거나 혈당이 오를 수 있기 때문입니다.

술을 가끔 마시면 다음 날 공복혈당이 잠시 떨어지는 정도로 끝나지만, 장기적으로 마시게 되면 간 기능이 저하되고 간에 무리가 가서 오히려 당뇨가 악화될 수 있다는 사실을 반드시 명심해야 합니다.

공복혈당이 올라가는 다섯 가지 이유

우리나라는 2년에 한 번씩 건강검진을 받도록 하고 있습니다. 이때 공복혈당도 검사하는데, 아무런 방비 없이 공복혈당을 체크해보면 당뇨와 무관했던 사람도 공복혈당이 높게 나오는 경우가 많아요. 실제 당화혈색소 수치 혹은 식후혈당은 정상 범위에 있지만 공복혈당만 높은 '공복혈당장애'를 가진 사람이 늘어가고 있습니다. 그래서인지 공복혈당과 관련된 인터넷 검색량도 이전에 비해 늘었고 우리 한의원에도 공복혈당만 치료하고 싶다고 문의하는 경우가 늘었습니다. 앞에서 살펴본 내용을 포함하여 공복혈당이 올라가는 다양한 이유를 다섯 가지로 정리해보았습니다.

첫째, '수면' 때문입니다. 수면 시간이 부족하거나 불면 증상이 있을 때, 주야간 교대로 일하는 경우 등이 해당하는데요. 이러한 경우 잠을 깊이 잘 수 없어 뇌가 충분히 쉬질 못합니다. 뇌는 포도당을 주요한 에너지원으로 사용하는데 잠을 제대로 못 자 뇌가 충분히 쉬지 못하면 뇌는 계속해서 포도당이라는 에너지원을 필요로 하게 되지요. 그 결과 몸에서는 혈당을 계속 공급해주니 혈당이 오를 수밖에요. 공복혈당을 잡으려면 숙면을 취하는 것이 정말 중요합니다.

둘째, '간' 때문입니다. 간은 혈당을 저장하기도 하고 분해해 공급하기도 합니다. 그러니 지방간이 있거나 간 수치가 높거나 간 기능이 저하되는 등 간에 이상이 생기면 당연히 혈당 조절이 어려워지고 혈당이 올라가겠죠. 특히 공복 시간이 긴 저녁부터 아침 기상 때까지는 간이 열심히 일해야 하는 시간인데 간에 이상이 생기면 공복혈당이 올라가게 됩니다.

셋째, '복부비만' 때문입니다. 복부비만은 내장지방이 많다는 뜻이고, 내장지방이 많으면 인슐린 저항성이 증가해 공복혈당이 올라가게 됩니다. 건강한 생활을 위해서는 운동을 하고 식생활에 신경을 쓰는 등 노력을 해야 합니다.

넷째, '스트레스' 때문입니다. 사람은 스트레스를 받으면 코르티솔과 아드레날린 등의 분비량이 증가하는데요. 이 두 가지 모두 혈당을 높이는 호르몬입니다. 일시적인 스트레스야 괜찮지만 스트레스가 장기화되면 코르티솔과 아드레날린 때문에 혈당이 계속 오르고 당뇨가 악화된다는 것을 잊지 마세요.

다섯째, '코골이' 때문입니다. 당뇨인 중에는 코골이로 힘들어하는 경우가 꽤 있는데요. 그도 그럴 것이 코골이로 인해 수면장애가 발생하면 교감신경이 활성화되고 인슐린 저항성이 증가하기 때문입니다. 더불어 교감신경계가 지속적으로 자극받아 여러 가지 스트레스 호르몬의 분비가 촉진되지요. 공복혈당을 잡으려면 코골이 치료도 함께 받아야 합니다.

혈당이 높으면 보통은 음식을 제한하고 운동량을 늘리는데, 그에 앞서 위의 다섯 가지 원인에 해당되지 않는지부터 살펴보는 것이 중요합니다. 혈당은 우리 몸의 컨디션, 생활습관 등과 밀접한 관계를 맺고 있으니 단순하게만 생각지 말고 다면적으로 이해해야 합니다.

2) 요당도 살펴봐야 합니다

당뇨는 소변에 포도당이 섞여 배출되는 병이다. 지금처럼 혈당 측정기가 보급되기 전에는 혈액 대신 소변검사를 통해 당뇨를 진단했다. 소변에 개미가 모이거나 소변에서 단맛이 나는 경우 소변에 포도당이 섞여 나왔다고 판단하여 이를 당뇨라고 진단한 것이다. 이처럼 소변에 포함된 포도당을 '요당'이라고 한다.

물론 지금은 혈액 속 포도당, 즉 '혈당'으로 당뇨를 진단한다. 혈당이 보통 180mg/dL 이상으로 높아지면 혈관 속 포도당이 넘쳐서 소변으로 나오는데, 이렇게 요당이 나오기 전에 미리미리 혈당을 측정할 수 있으니 예전에 비해 당뇨 진단 시기를 놓치지 않을 수 있다. 그래서 요즘은 조기에 당뇨를 진단하는 경우가 많고, 이는 예전에 비해 당뇨인이 늘어난 원인이기도 하다.

그런데 한 가지 우려되는 점이 있다.

당뇨를 관리하거나 치료할 때 혈당에만 신경 쓰고 요당은 등한시하다 보니 요당으로 인한 증상이 심해져 결국에는 합병증을 일으키는 경우가 적지 않다는 것이다. 요당은 당뇨로 인한 증상과 왜, 어떻게 관련되어 있는지 살펴보자.

흔히 당뇨 초기에는 삼다일소(三多一少)라고 하여, 세 가지는 많아서 문제이고 한 가지는 적어서 문제인 증상이 발생한다. 삼다라고 하면 다뇨(多尿) · 다음(多飮) · 다식(多食)을, 일소는 체중 감소를 의미한다.

대체 삼다일소가 요당과 무슨 관련이 있을까?

요당은 소변에 포도당이 섞여 나오는 것을 말한다. 포도당 알갱이는 혼자 몸 밖으로 나갈 수 없고 물에 섞여 녹아서 나가게 된다. 포도당이 자꾸 나가려면 물이 많이 필요하고, 결국 소변을 자주 보게 된다. 이처럼 소변이 잦은 증상을 한자로는 다뇨(多尿)라고 한다.

다뇨 증상이 생기면 우리 몸은 수분이 부족해지고, 더불어 삼투압 현상도 일어난다. 결국 목과 입이 마르고 물을 자주 마시는 다음(多飮) 증상으로 이어진다.

내 몸에서 쓰여야 할 에너지원인 포도당이 소변으로 자꾸 빠져나가니 밥 먹고 뒤돌아서면 금세 배가 고프다. 혈관에는 포도당이 넘치는데 인슐린 저항성으로 인해 각 세포들에 포도당이 공급되지 않으니 몸이 허기를 느끼는 것이다. 이러한 증상이 다식(多食)을 만드는데 배가 자주 고프니 음식을 섭취하는 양도 늘게 된다.

마지막으로 요당이 발생하면 앞서 말한 대로 내 몸속 에너지원이 부족해져 많이 먹어도 오히려 살이 빠지는 현상이 생긴다.

당뇨인은 쉽게 피곤해요

당뇨인 중에서 유독 피로를 느끼는 분이 많습니다. 당뇨가 생기기 전에 비해 피곤하고 아침에 기상하기가 힘들며 낮에는 무기력함을 느낀다는데요. 그 이유는 무엇일까요?

당뇨인이 피곤한 첫 번째 이유는 바로 '요당' 때문입니다. 우리 몸에서 에너지원으로 쓰여야 할 포도당이 소변으로 빠져나가니 피곤하고 기력이 떨어지는 것은 당연한 일이지요. 요당 자체도 피곤함을 유발하는데, 요당이 있으면 소변보는 횟수가 잦아져 피곤함은 더 가중됩니다. 포도당이 배출될 때 물에 녹아 나가기 때문에 배뇨 횟수가 늘고 몸속 물의 양은 줄어듭니다. 잠을 자다가도 두세 번 혹은 다섯 번 이상 일어나 소변을 보게 되니 잠을 푹 자지 못해 낮에도 피곤하고 무기력해지는 거지요.

피곤의 두 번째 이유는 바로 '간' 때문입니다. 간은 포도당이 많을 때는 글리코겐 형태로 저장했다가 공복 시 혹은 우리 몸이 포도당을 필요로 할 때 글리코겐을 분해해 혈당을 공급하는 역할을 합니다. 따라서 인슐린은 제대로 분비되고 있는데 당뇨가 나타났다면 간 기능이 떨어졌을 가능성이 있죠.
"피로는 간 때문이야"라는 모 제약회사의 광고 문구처럼 간 기능이 떨어지면 피곤할 수 있습니다. 그러니 당뇨인은 간 기능 회복에 관심을 가지세요. 간 기능이 회복되어야 피로도 해소되고 혈당 조절도 원활해지는 순환구조를 가지고 있다고 보면 됩니다.

이처럼 요당은 당뇨의 전형적인 증상과 밀접한 관련이 있다. 더 나아가 당뇨합병증도 요당과 관련이 있다.

대표적인 당뇨 합병증인 '당뇨병성 신증'을 알아보자. 신장은 우리 몸에서 다시 쓰여야 할 포도당을 재흡수하고 노폐물은 소변으로 내보내는 역할을 한다. 즉, 필요한 건 다시 흡수하고 필요 없는 건 내보내는 중요한 장기이다.

그런데 요당이 계속 빠져나가면 신장은 매우 바빠진다. 신장이 포도당을 재흡수하기 위해 엄청난 노력을 들여야 하기 때문이다. 이런 상황이 반복되면 신장은 과다한 일을 하게 되어 기능이 저하된다.

당뇨인 중에서 오래 병을 앓고 있고 특히 신장 쪽으로 합병증이 생긴 경우에는 이 요당 또한 치료해야 함을 꼭 기억하기를 바란다.

이후 〈Part 2〉의 치료 사례 중에 요당이 있는 환자 이야기를 소개했다. 치료를 통해 요당을 잡았을 때 증상이 어떻게 호전되었는지, 특히 당뇨 초기 증상과 당뇨합병증 증상들이 요당 치료를 통해 어떻게 나아졌는지 확인할 수 있다.

지금까지는 요당이 당뇨합병증과 어떠한 관련이 있는지를 객관적으로 증명한 연구 결과가 없었다. 이 관련성을 명확히 밝히기 위해 현재 나는 건강보험공단의 빅데이터를 활용해 요당과 당뇨합병증 간의 관계에 대해 연구 중이다. 요당과 당뇨합병증에 관한 첫 연구이기에 기대가 크다.

당뇨인이 알아야 할 '요당'의 모든 것!

'요당'이 무엇인지 정확하게 정리하고 넘어가기로 합니다.
먼저 요당의 개념을 이해해볼까요?
우리 몸의 혈관 속에 있는 포도당을 '혈당'이라고 합니다. 혈당은 우리 몸에서 에너지원으로 사용되고, 남은 혈당은 혈관 등으로 배설됩니다. 포도당은 인체의 기본적인 에너지원이기 때문에 다른 문제가 없다면 에너지원으로 사용하고 남은 포도당은 다시 신장, 즉 콩팥에서 내부분 재흡수해 혈액 속으로 돌아갑니다. 즉, 포도당은 소변으로 나가지 않고 재흡수돼야 정상입니다.

그런데 보통 혈당이 180mg/dL 이상 되면 신장, 즉 콩팥에서 재흡수할 수 있는 역칫값을 초과하기 때문에 포도당이 넘치게 돼 소변으로 빠져나갈 수 있는데요. 소변(뇨)으로 나가는 포도당이라고 해서 요당이라고 합니다. 하지만 혈당과 요당이 항상 일치하지는 않습니다. 혈당이 300을 넘었는데도 요당이 나오지 않거나, 혈당이 180 이하인데도 요당이 나오는 경우가 있지요. 연구가 더욱 필요한 분야이며, 당뇨인의 몸상태를 보다 정확히 이해하기 위해서는 혈당뿐 아니라 요당 체크도 반드시 필요하다는 생각입니다.

소변검사를 했을 때 요당이 나오는지 여부를 정확하게 알 수 없는 경우들에 대해 살펴보겠습니다. 비타민 C를 대량으로 섭취하거나 아스피린 또는 레보도파를 복용했을 때에는 요당이 위음성으로 나타날 수 있습니다. 위음성이란 원래는 요당이 나와야 하는데 비타민 C, 아스피린, 레보도파 등의 복용으로 인해서 요당이 검출되지 않는다는 거짓 결과를 나타낼 수 있다는 뜻입니다.
음식도 요당에 영향을 줍니다. 소변검사 전에는 가급적 음식을 먹지 않도록 해야 하는데, 음식을 먹으면 혈당이 높아져 요당이 더 높게 나올 수 있기 때문이죠. 스테로이드를 복용했거나 전날 과도한 운동을 했을 때에도 요당이 더 높은 수치로 나올 수 있기에 주의해야 합니다.

마지막으로 당뇨가 아닌데도 요당이 발생할 수 있는 경우 몇 가지를 더 살펴보겠습니다. 하나는 신장 기능이 저하되어 신장에서 포도당을 재흡수하지 못하는 경우입니다. 쿠싱증후군이나 그레이브스병, 말단비대증, 갈색세포종(크롬친화성세포종) 등의 내분비 질환이 있는 경우도 해당하고요. 또 간이나 췌장 질환이 있거나 스트레스와 같은 환경적 요인에 노출된 경우에도 요당이 발생할 수 있습니다.
요당이 지속적으로 검출될 경우 반드시 전문의와 상의해보시길 바랍니다.

소변에서 거품이 나온다며 찾아오는 분이 꽤 많습니다. 이유가 무엇인지, 그대로 두어도 괜찮은지 궁금해서입니다.

평소 소변에 섞인 거품의 양이 많거나 일정 시간이 지나도 없어지지 않는다면 반드시 병원을 찾아 그 원인을 밝혀야 합니다.

이번 당뇨 노트에서는 거품뇨와 함께, 이와 관련 있는 '단백뇨'와 당뇨의 연관성에 대해 알아보겠습니다.

소변에 거품이 있는 현상이 일시적이라면 크게 걱정할 필요는 없습니다. 여러 가지 이유가 있을 수 있으니까요. 한의학적으로는 몸이 찬 경우, 특히 아랫배가 찬 경우 거품이 나올 수 있다고 봅니다. 컨디션이 안 좋을 때도 거품뇨가 나올 수 있습니다.

반면 거품뇨가 지속되는 경우 가장 먼저 의심하는 것은 단백뇨입니다. 그러나 많은 경우 단백뇨가 일시적 현상일 수 있으니 크게 걱정할 필요는 없습니다.

먼저 일시적으로 단백뇨가 생기는 경우를 알아보겠습니다.

· 운동을 매우 격렬하게 한 경우입니다.

· 몸에 열이 있는 경우입니다.

· 육류, 즉 단백질을 많이 섭취한 경우입니다.

· 오전에는 나오지 않다가 오후에만 단백뇨가 검출되는 경우도 있습니다.

· 요로감염이 있을 경우입니다.

위의 다섯 가지는 일시적으로 단백뇨가 배출되어 거품이 발생하는 것이므로 크게 걱정하지 않아도 되고 시간이 지나면 자연스럽게 사라집니다.

하지만 거품뇨가 반복적으로 나타나거나 그 양이 많다면 반드시 검사를 해봐야겠죠.

단백뇨는 소변으로 검사합니다. 소변검사에서 단백뇨가 검출되었다면 얼마 후 다시 검사를 해봐야 하고 여전히 단백뇨가 검출된다면 신장 문제와 관련되었을 수 있으니 주의해야 합니다. 단백뇨가 지속되면 신장 기능이 저하될 수 있는데, 그 이유는 무엇일까요?

신장은 우리 몸에 필요한 영양소를 재흡수하고 노폐물은 배출시키는 역할을 하는데, 단백질이 소변으로 계속 배출된다는 것은 신장이 재흡수해야 할 영양소가 신장의 의사와 관계없이 빠져나가고 있음을 의미합니다. 이처럼 단백질 배출 현상이 지속되면 신장이 단백질을 재흡수하기 위해 엄청난 노력을 하게 되고 그 결과 기능이 떨어집니다.

단백뇨가 지속적으로 나오는 경우, 아무리 혈당을 잘 조절한다 해도 당뇨는 근본적으로 치료되지 않을 수 있습니다. 따라서 혈당 조절도 중요하지만 요당과 단백뇨가 나오지 않도록 하는 것 또한 매우 중요합니다. 근본적인 당뇨 치료를 위해서는 평소 요당과 단백뇨가 나오는지 관심을 가지고 관리 및 치료에 신경 쓰길 바랍니다.

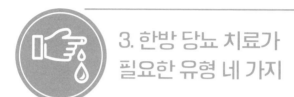

3. 한방 당뇨 치료가
필요한 유형 네 가지

한방으로 당뇨를 치료했다는 사례를 듣고 한의원에 가보기로 작정하지만 막상 방문하기까지는 수많은 갈등과 고민을 하게 된다.

또한 당뇨를 한방으로 치료한다고 하면 간섭하는 이들이 많다. 한방으로 당뇨를 치료한다는 것이 아직은 대중적으로 인식되지 못한 탓이다. 이러한 점들을 모두 고려하고도 한방으로 당뇨를 치료하기 위해 내원한 당뇨인들은 뚜렷한 치료 목표가 있는 경우가 많다.

당뇨를 치료하고자 내원한 당뇨인은 치료 목표에 따라 네 가지 유형으로 나뉜다.

1) 당뇨약 복용 전의 초기 당뇨

당뇨 진단을 받았으나 당뇨약(양약)을 제대로 복용하지 않은 경우다. 이제 막 진단받은 경우도 있고 진단받은 지는 조금 됐으나 당뇨약을 얼마 복용하지 않고 중단한 경우도 있다. 어느 쪽이든 당뇨 초기에 내원한 환자들은 다른 유형에 비해 치료가 빠른 편이다. 보통 혈당만 조절하면 해결되는 경우가 많다.

물론 한약이 직접적으로 혈당을 낮춰주지는 않는다. 환자의 몸 상태, 특히 간 기능이나 체질 등을 고려한 한약을 처방하여 몸의 무너진 대사를 잡아주면 몸이 스스로 혈당을 조절한다.

당뇨 초기야말로 당뇨 치료의 적기인 것이다! 치료 기간은 당화혈색소와 환자 상태 등에 따라 다르지만 보통 3개월 정도를 잡는다. 하지만 길게 6개월 이상 걸리기도 하니 이 점을 염두에 두고 꾸준한 마음으로 치료에 임하는 게 좋다.

2) 당뇨약을 복용하고 있으나 혈당 조절이 되지 않는 경우

당뇨 진단을 받은 지 7년이 지나면 혈당 조절이 더 어려워지는 경향이 있다고 한다. 대부분의 당뇨인이 당뇨약을 먹을 것이라는 가정하에, 약을 7년 정도 복용하고 나면 혈당이 잘 조절되지 않음을 유추할 수 있다. 약에 대한 내성이 생겨서일까?

당뇨약을 복용하는데도 혈당 조절이 안 되는 경우는 생각보다 많다. 또 다른 통계에 의하면[출처: 〈Diabetes Fact Sheet In Korea 2018〉] 우리나라 당뇨인 중 당화혈색소가 6.5% 미만으로 조절되는 비율은 25.1%에 불과하며, 좀 더 관대한 기준인 7.0%를 적용한다고 해도 당화혈색소가 7.0% 미만으로 조절되는 비율은 52.6%에 불과하다. 결론적으로 꽤 많은 당뇨인이 당뇨약을 복용해도 당화혈색소가 7.0% 이상인 셈이다.

이렇게 혈당이 제대로 조절되지 않으면 결국 복용하는 약이 하나둘 늘어나고, 심하면 인슐린도 처방받게 된다. 그런데 거의 이 정도에 이르면 혈당을 잡기 위해 한의원을 찾는 당뇨인이 많다. 혈당 조절이 안 되면 합병증이 올까 걱정되는 마음, 그리고 인슐린만은 피하고 싶은 마음 때문이다.

이러한 경우에는 혈당만 잡히면 되기 때문에 ①에서처럼 치료 기간은 보통 3개월 정도 잡고 있으며, 상태에 따라 길게 6개월 이상 걸리기도 한다.

3) 당뇨약 복용을 조절하고자 하는 경우

당뇨약 복용을 조절하고자 할 때, 당뇨약 복용 기간은 몇 개월, 몇 년이 되었든 상관없다. 몇 년이면 치료 기간을 조금 더 길게 잡고, 몇 달이면 조금 더 짧게 잡으면 된다. 중요한 것은 당뇨약 복용을 조절하고자 하는 의지이다.

당뇨인이 당뇨약 복용을 조절하려는 이유는 보통 당뇨약으로 인해 저혈당 증상이 온다거나, 당뇨약의 부작용을 느끼거나, 당뇨약에 대해 불신을 느끼기 때문이다.

치료 기간이 길어질지 짧아질지는 당뇨약을 실제 복용한 기간으로 가늠한다. 적정 기간을 3년 정도로 보는데 당뇨약을 복용한 지 3년 이상 되었으면 그만큼 치료 기간을 좀 더 길게 잡는다. 당뇨가 오래됐고, 당뇨약에 대한 내성도 생겼을 거라 판단하기 때문이다.

혈당 또한 치료 기간을 좌우한다. 혈당이 높으면 혈당을 먼저 안정화시켜놓고 당뇨약 복용을 조절해야 하기 때문에 혈당이 안정화되는 과정과 기간이 필요하다. 혈당이 높은 상태 그대로 당뇨약 복용을 조절하면 혈당이 너무 치솟을 수 있기 때문이다. 만약 혈당이 정상 범위라면 곧바로 당뇨약 복용을 조절할 수 있기에 그만큼 기간이 짧아진다.

조절하고자 하는 당뇨약의 개수 또한 치료 기간을 좌우한다. 복용하던 당뇨약을 중단하면 당연히 혈당이 높아진다. 다른 조건은 비슷한 상태라 해도 당뇨약을 1알 복용하는 당뇨인과 5알 복용하는 당뇨인의 치료 기간은 다를 수밖에 없다.

따라서 당뇨약 복용을 조절하고자 하는 경우에는 당뇨약 복용 기간, 혈당, 복용 중인 당뇨약 개수 등을 종합하여 치료 기간을 설정한다. 그리고 생활습관 개선과 한약 복용을 통해 혈당을 안정시키며 당뇨약을 조절한다. 물론 그 과정에서 당뇨약을 처방한 의사와의 상의가 꼭 필요하다.

커피는 현대인에게 기호식품을 넘어 필수 식품이 되었다고 해도 과언이 아닐 거예요. 하루 커피 한 잔은 일과가 되었을 정도니까요. 커피와 친한 분들에게 반가운 소식이 있습니다.

바로 하루 한 잔의 커피(여기서는 아메리카노를 전제로 해요.)로 비만과 당뇨를 예방할 수 있다는 연구 결과입니다. 커피가 몸에 좋다, 좋지 않다를 두고 많은 이야기가 있어온 만큼 이번 연구 결과는 꽤 흥미로운데요. 그런 결과의 근거가 무엇인지 함께 살펴볼까요?

영국 노팅엄대학교 의과대학 연구팀은 하루 커피 한 잔이 체내 갈색지방을 자극해 비만과 당뇨를 예방할 수 있다는 사실을 발견하고 기초과학 및 공학 분야 국제학술지인 《사이언티픽 리포트(Scientific Reports)》에 발표했습니다.

먼저 '갈색지방'이 무엇인지부터 알아야겠지요?

우리 몸의 지방은 크게 백색지방과 갈색지방 두 가지로 나닙니다. 우리가 흔히 알고 있는 지방은 백색지방입니다. 우리 몸은 사용하고 남은 열량을 중성지방 형태로 저장하는데 이게 바로 백색지방이에요. 위치에 따라 피하지방과 내장지방으로 불려요. 백색지방은 잉여 칼로리를 저장하고 체온을 유지해주는 기능이 있지만 너무 많으면 인슐린 저항성이 생기고 당뇨와 심장질환 위험성을 높입니다. 갈색지방은 이러한 백색지방과 달리 오히려 칼로리를 연소시키고 백색지방을 분해하는 역할을 합니다. 갈색지방의 활동이 최대일 때 여타 신체 조직보다 300배 더 많은 열이 발생하는데, 50g 미만의 갈색지방은 하루 30분의 운동에 맞먹는 수백 칼로리를 연소시킨다고 하네요. 또한 갈색지방은 백색지방을 분해하기 때문에 자연스레 당뇨를 억제하는 기능도 하고요.

갈색지방과 당뇨의 관계를 알았으니 다시 이번 연구 결과에 대한 이야기를 해볼게요.

연구팀은 우선 동물의 갈색지방 조직에 커피를 주입해 갈색지방의 활성화 여부를 관찰하는 세포 실험을 실시했습니다. 그 결과 한 잔의 커피가 갈색지방을 자극한다는 사실을 확인했다고 합니다.

이후 연구팀은 실제로 사람에게서도 동물세포 실험과 똑같은 결과가 나오는지 관찰하기 위한 임상 실험을 실시했는데요. 실험에 앞서 열화상 장치를 이용해 다수의 실험 참가자 각각에 대해 갈색지방 정도를 관찰하고 커피 한 잔씩을 마시게 한 뒤 다시 열화상 장치를 이용해 열 발생 정도를 비교하고 갈색지방 활성화 정도를 관찰했습니다. 그 결과 커피를 마신 직후 갈색지방이 활성화되는 것이 관찰됐으며 혈액검사를 통해 혈당도 낮아진 것을 확인했다고 합니다. 결론적으로 커피를 마시면 체내 갈색지방이 활성화되어 비만과 당뇨를 예방할 수 있다는 것입니다.

물론 여기서 말하는 커피는 아메리카노, 그중에서도 시럽이나 설탕, 우유를 섞지 않은 순수 커피입니다. 우유를 넣은 라테나 시럽을 넣은 달달한 커피를 마시면서 당뇨가 예방되겠지, 라고 생각하면 안 돼요. 또 커피 한 잔을 염두에 두고 진행한 실험이기 때문에 많이 마실수록 좋다는 식으로 받아들여서도 안 됩니다. 커피는 하루 한 잔 정도를 권해드려요.

4) 당뇨로 인한 합병증을 치료하고자 하는 경우

당뇨는 당뇨 그 자체보다 합병증이 더 무섭다. 보통 당뇨가 오래 지속되고 혈당이 조절되지 않는 경우 합병증이 오는 것으로 아는데, 실제 진료를 해보면 꼭 그렇지만도 않다. 갓 당뇨 진단을 받은 환자는 물론, 당화혈색소가 6% 전후인 당뇨인의 경우에도 합병증이 나타날 수 있다. 안타깝지만 당뇨합병증은 당뇨약을 열심히 먹고 탄수화물 섭취를 줄여 당화혈색소를 낮췄다고 해서 무조건 피해갈 수 있는 병이 아니다.

이런 상황에서 당뇨합병증이 어려운 더 큰 이유는 뾰족한 치료법이 없기 때문이다.

예를 들어 '당뇨발저림'이 있는 경우 항전간제(항간질제), 항우울제, 진통제 등의 약물을 처방하는데, 이러한 약물은 당뇨발저림 자체를 근본적으로 치료한다기보다는 그저 발저림 관련 증상을 덜 느끼게끔 해주는 약일 뿐이다. 위와 같은 약물을 처방했음에도 발저림 증상이 잡히지 않으면 약물의 갯수만 자꾸 늘어나게 된다.

'당뇨병성 신증'도 마찬가지. 신장 기능 저하를 치료할 수 있는 약물은 아직 없다. 그저 투석을 해야 할 상황까지 진행되지 않도록 식단 관리를 권할 뿐이다. 안타까운 현실이다.

이처럼 양방에서 큰 대안이 없는 당뇨합병증의 경우 한방 치료로 호전을 보는 사례가 많다. 특히 당뇨발저림이 그렇다. 전문용어로는 '당뇨병성 말초신경병증'이라고 하는데 보통 한약 복용 2~4주 만에 호전 반응이 나타날 정도로 치료 효과가 빠르다. 지금까지 치료한 환자 중 효과가 가장 빨랐던 경우는 한약 복용 이틀 만에 발저림이 사라진 사례이다.

당뇨병성 신증은 더디지만 조금씩 호전 반응을 보인다. 소변에 거품이 줄어들고 크레아티닌 수치나 사구체여과율 같은 신장 기능을 평가하는 지표들이 조금씩 정상화된다. 발의 부기도 차츰 빠진다. 더디긴

하지만 이러한 호전 반응을 통해 투석을 예방하는 것이 '한방 당뇨 치료'의 목표이다.

당뇨병성 망막증은 생각보다 치료가 더 더디다. 보통 당뇨인에게 눈 관련 합병증이 올 정도면 당뇨뿐만 아니라 눈의 다른 문제들이 복합적으로 따라오게 되기 때문이다. 즉, 당뇨로 인한 병증과 더불어 기존의 노안, 백내장, 녹내장, 황반변성, 수면 부족으로 인한 눈 침침함, 스마트 기기 과다 사용 등도 함께 해결해야 하기에 당뇨병성 망막증의 경우 치료기간을 충분히 잡아야 한다.

이렇듯 당뇨합병증의 치료 영역은 매우 어려운 분야이다. 하지만 임상을 통해 치료 가능성을 조금씩 확인하고 있는 분야이기도 하다. 앞으로 한의학을 통한 치료 경험이 쌓여 간다면 당뇨인에게 큰 희망과 도움이 되리라 확신한다.

당뇨인이 알아야 할 정기적인 합병증 검사 총정리

당뇨인은 늘 합병증을 걱정합니다. 눈이 침침하거나 발저림 증상이 조금만 나타나도 '당뇨 때문인가?' 하며 염려하게 되지요. 증상이 있으면 당연히 검사해봐야겠지만 증상이 나타나기 전에 미리 검사를 통해 몸 상태를 확인할 수도 있습니다. 당뇨인이 알아두어야 할 합병증 관련 검사에는 어떤 것들이 있는지 살펴볼게요.

① 눈 검사
가장 대표적인 합병증 검사는 안저 검사입니다. 당뇨와 관련된 눈 합병증은 가장 먼저 나타나는 흔한 합병증입니다. 증상이 발현된 후 검사하면 치료 시기를 놓칠 수 있기 때문에 당뇨 진단을 받았다면 매년 정기적으로 안과 검사를 하는 것이 좋습니다. 만약 검사를 했는데 당뇨병성 망막증이 진행되고 있다면 안저 검사는 1년에 3~4회, 형광 안저 촬영은 1년에 1회 정도 정기적으로 받는 것이 필요합니다.

② 신장 기능 검사

2형 당뇨인의 경우 처음 당뇨 진단을 받은 시점부터 약 8% 정도가 신장 합병증도 함께 진단받게 됩니다. 소아에서 흔한 1형 당뇨인은 당뇨 발병 5년 후부터, 2형 당뇨인은 처음부터 매년 신장 합병증 검사를 받는 게 좋습니다. 검사는 소변 또는 혈액을 통해 합니다. 소변으로 하는 검사를 '미세 알부민뇨 검사', 혈액으로 하는 검사를 '혈청 크레아티닌 검사'라고 합니다.

③ 말초신경병증 검사

말초신경병증 검사에는 여러 가지가 있는데 그중 CPT라고 하는 '전류역치 검사'에 대해 알아보겠습니다. 말초신경에 문제가 생기면 감각이 떨어집니다. 이때 문제가 생긴 손이나 발에 아주 약한 강도에서 온도, 진동, 전기적 자극 등을 주기 시작하여 강도를 점점 높이면서 감각 반응을 검사합니다. 이때 환자가 자극을 어느 시점부터 감지하는지를 확인하게 됩니다. 쉽게 말해 환자가 감각을 느끼는 역칫값을 측정하는 것이지요. 이 외에도 10g 모노 필라멘트 검사, 신경전도 검사, 유발전위 검사 등이 있습니다. 발저림 증상이 발생했는데 방치하다가는 궤양이 생기고 절단을 해야 하는 위중한 상태까지 갈 수 있으니, 약한 증상이라도 말초신경 감각에 이상이 느껴진다면 바로 검사를 받아야 합니다.

④ 심장 검사

당뇨인의 가장 흔한 사망 원인은 바로 '심혈관 합병증'입니다. 심혈관질환은 사망과도 관련이 깊어 주의를 기울여야 합니다. 심장 관련 검사에는 선별 심장 스트레스 검사, 심전도 검사, 운동 부하 검사, 심장 초음파, 경동맥 초음파 등이 있습니다. 평소 가슴 통증이나 조이는 증상이 있다면 의사와 상담해 위의 여러 검사를 꼭 받아보도록 하세요.

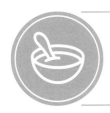

4. 당뇨인을 위한 올바른 식습관

당뇨는 '생활습관병'이다. 잘못된 생활습관 때문에 생긴 질환이라는 뜻인데, 바꿔 말하면 생활습관을 고치면 당뇨를 예방하거나 치료할 수 있다는 의미이다.

잘못된 생활습관을 교정하려면 우선 기준이 있어야 한다. 생활습관이란 무엇이고 어떻게 하면 올바른 습관을 갖게 되는지부터 알아보자.

생활습관은 크게 식습관, 운동 습관, 수면 습관으로 나눌 수 있다. 우리가 생명을 유지하기 위해 꼭 필요한 세 가지이다. 그중 잘못된 줄 알면서도 바로 고치기에 가장 힘든 것이 식습관이다. 하루 세끼 식사와 간식, 그 밖에도 우리를 유혹하는 수많은 식품을 생각하면 입맛과 기호, 식사 시간 등을 몸에 이롭고 규칙적인 방향으로 유지하는 것은 어려운 일일 수밖에 없다.

여기서는 올바른 식습관에 관한 모든 것을 살펴보자.

1) 당뇨인에게 필요한 식품 선택 가이드라인

당뇨인이라면 식사를 어떻게 해야 하는가는 가장 큰 고민일 것이다. 넘쳐나는 정보 가운데 자기에게 맞는 방법을 찾는 것이 중요하지만 명확한 기준을 알기가 어렵다.

이에 참고할 만한 자료로 '한국영양학회에서 제시한 식품 선택 가이드라인'을 추천하고자 한다. 한국인이라면 누구나 실천 가능한 보편적인 식품 선택 요령을 담고 있다.

당뇨인의 식사라고 해서 이 가이드라인을 크게 벗어날 것은 없다. 먼저 이 기준을 알아두고 몇 가지 주의할 점만 추가하면 좋겠다.

아래 그림은 (사)한국영양학회에서 제시한 '식품구성자전거'이다. 식품구성자전거는 다섯 가지 식품군으로 구성되어 있고, 이 다섯 가지 식품군을 골고루 섭취하는 것이 균형 잡힌 식사의 기본임을 보여준다.

식품군은 식품의 종류와 영양소 조성에 따라 나뉜다. 첫 번째는 곡류, 두 번째는 고기·생선·달걀·콩류이고, 세 번째는 우유·유제품류, 네 번째는 채소류, 다섯 번째는 과일류이다.

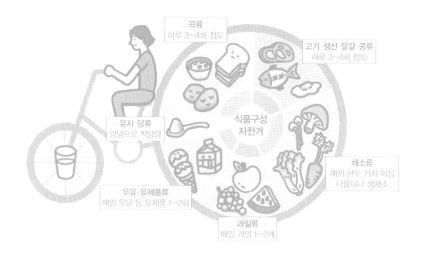

🌾 첫 번째 식품군 곡류

가장 큰 면을 차지하는 곡류에 대해 먼저 알아보자. 곡류는 대표적인 탄수화물이다. 탄수화물은 크게 단당류, 이당류, 다당류로 나뉘는데, 이를 쉽게 구별하는 방법이 있다. 바로 '맛'이다. 단당류나 이당류 같은 경우, 설탕이나 사탕, 과일처럼 먹었을 때 바로 분해되어 단맛이 난다. 반면 상대적으로 분자가 큰 다당류, 즉 복합탄수화물의 경우 밥이나 고구마, 감자처럼 오랜 시간 씹어야 단맛이 난다.

단당류나 이당류는 섭취 시 주의를 요하는데, 크기가 작아 분해와 흡수가 빨라 혈당을 급격하게 높이기 때문이다. 특히 액상과당이 들어간 탄산음료와 오렌지주스를 피해야 하고, 흰쌀과 백밀가루처럼 정제한 곡류로 만든 음식도 혈당을 급격히 높이므로 멀리해야 한다.

그럼 어떤 탄수화물을 먹어야 할까? 오래 씹어야만 단맛이 나는 '복합탄수화물'이 좋다. 현미, 호밀, 보리, 귀리, 퀴노아, 메밀 등이 대표적이며 이들 곡류는 식이섬유가 풍부하여 혈당을 천천히 높인다. 쉽게 말해 정제하지 않은 '통곡류'를 생각하면 된다. 빵을 먹더라도 통곡류로 만든 빵, 밥을 먹더라도 흰쌀밥보다는 잡곡밥을 먹도록 하자.

🍶 두 번째 식품군 고기 · 생선 · 달걀 · 콩류

다음은 단백질을 함유한 고기, 생선, 달걀, 콩류 등의 식품이다. 단백질 식품을 섭취할 때는 무엇보다 '질 좋은 단백질'을 선택하는 것이 중요하다. 단백질 식품은 대개 지방을 같이 함유하고 있는 경우가 많은데, 이때 포화지방은 적고 혈액순환을 도와주는 불포화지방이 많은 식품을 선택하도록 한다.

부위별로 차이는 있지만 주로 소고기, 돼지고기 등에는 포화지방이 많고 가금류(닭, 오리 등)나 생선, 특히 등 푸른 생선(삼치, 고등어 등)에는 불포화지방이 많다. 여기에 더해 올리브유 또는 잣, 호두 등의 견과류도 좋은 기름에 속한다. 소고기나 돼지고기를 먹는다면 포화지방 함량이 적은 부위인 안심이나 등심, 목심 등을 선택하길 권한다.

🍼 세 번째 식품군 우유 · 유제품류

(사)한국영양학회에서 추천하는 우유, 유제품류는 '저지방, 저당류'의 유제품이다. 특히 당뇨인이라면 당분 섭취에 주의해야 하는데, 단맛이 나는 유제품에는 당연히 당분이 많이 들었다고 보면 된다. 예를 들어 요구르트 하나(65mL)에 각설탕이 3개나 들어 있다는 사실을 알면 놀랄 것이다. 유제품이라고 다 좋은 게 아니라 달지 않은 유제품, 당분이

없거나 적은 유제품을 골라야 한다. 지방이 많은 버터와 생크림 등은 최대한 피하고 저지방 유제품을 선택하는 것도 잊지 말자.

🖌 네 번째 식품군 **채소류**

채소는 식이섬유와 비타민, 미네랄 등을 담당한다. 특히 식이섬유는 혈당을 높이는 속도를 떨어뜨리고 포만감을 느끼도록 도와주어 당뇨인에게 추천하는 식품류이다. 그러니 케일, 시금치, 치커리, 겨잣잎, 양배추, 파프리카, 고추, 브로콜리, 호박, 오이, 가지, 양파 등을 두루 섭취하자. (사)한국영양학회에서는 다양한 색깔의 채소를 골고루 섭취할 것을 권장하는데, 예를 들면 같은 파프리카라도 색깔별로 영양소와 효능이 다르기 때문이다.

위에서 알 수 있듯 영양소를 고루 섭취하는 방법, 혈당을 일정하게 유지하도록 돕는 식품을 선택하는 방법 등은 의외로 간단하니 평소 기억해두고 꾸준히 실천하자.

🍉 다섯 번째 식품군 **과일류**

당뇨인은 특히 과일에 주목하자. 혈당을 천천히 높이는 과일이 따로 있다. 이 역시 단맛과 관계있는데, 포도나 파인애플처럼 단맛이 강한 과일보다는 단맛은 덜하고 수분 함량은 높은 사과, 레몬, 자몽, 블루베리, 산딸기, 배, 귤, 오렌지 등의 과일을 먹는 게 좋다. 그중에서도 제철 과일이 가장 좋다. 제철 과일에는 세포의 노화를 억제하는 항산화 성분들이 온전히 들어 있기 때문이다.

반면에 말린 과일이나 분말, 농축액 또는 과일을 갈아서 만든 과일주스 등의 경우 과일을 통째로 먹는 것보다 흡수가 더 빠르기 때문에 혈당을 급격히 높일 수 있으니 피하도록 한다. 결론적으로 과일을 먹을 때는 제철 과일을 선택해 깨끗이 씻어서 껍질까지 통째로 먹는 것이 가장 좋은 방법이라 하겠다.

지금까지 살펴본 식품 선택 가이드라인을 요약하자면, 곡류는 되도록 혼합 잡곡을 먹고, 우유와 유제품은 저지방 및 저당류를, 채소는 다양한 색깔을, 과일은 제철 과일을, 마지막으로 단백질류의 경우 살코기 위주로 섭취할 것을 권한다!

당뇨인에게 유익한 과일 이야기

당뇨인은 과일을 먹을 때 항상 갈등을 느낍니다. '먹을까, 말까?' '먹으면 얼마나 먹을까?' '무슨 과일이 그나마 괜찮을까?'

당뇨와 관련해서 과일 이야기와 함께 자주 접하는 용어인 GI 지수와 GL 지수에 대해 먼저 알아보겠습니다.

'GI 지수'는 '당 지수'로 널리 알려져 있습니다. 각 음식마다 혈당을 높이는 속도를 수치화한 것이라고 생각하면 됩니다. 그런데 여기에는 문제가 있어 보입니다. GI 지수는 같은 무게일 경우를 기준으로 계산하는데, 음식에 따라 한 번에 섭취하는 양이 달라 GI 지수로만 음식을 평가하는 데에는 한계가 있기 때문입니다.

그래서 만든 또 다른 지수가 'GL 지수'입니다. GL 지수는 GI 지수에서 좀 더 나아가 실제 섭취하는 양을 고려한 수치라고 보면 됩니다.

예를 들어 같은 과일이어도 한 번에 먹는 수박의 양과 딸기의 양이 다르겠지요.

이처럼 실제로 섭취하는 양까지 고려해 계산한 것을 말합니다.

이제 본격적으로 과일 이야기를 해볼까요? 당뇨인이 섭취하는 과일에 대해서도 GI 지수보다는 GL 지수를 중심으로 생각하는 게 보다 합리적이기에 GL 지수가 낮은 순으로 과일을 정리해보겠습니다.

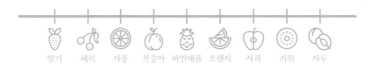

예를 들면 수박의 경우 GI 지수는 72로 높지만 대부분 물로 되어 있어서 GL 지수는 4밖에 되지 않는다고 합니다. 따라서 수박은 당뇨인이 먹어도 무방한 과일입니다.
물론 자료에 따라서 약간씩 오차는 있지만, 보편적으로 과일은 GI 지수는 높아도 GL 지수가 낮기 때문에 과다 섭취만 하지 않으면 혈당을 크게 높이지 않습니다. 끼니는 굶고 과일로 배를 채울 정도로 먹지만 않는다면 말이죠.

'저탄고지(低炭高脂)' 식단이
당뇨 발병 위험을 증가시킬 수 있어요

스위스취리히연방공과대학 식품영양학연구소 연구진(이하 '스위스 연구진')이 실험쥐를 대상으로 혈당 조절 능력을 평가한 결과를 소개할까 합니다. 앞에서 혈당과 탄수화물의 관계에 대해 살펴보았는데요. 이번 당뇨 노트에서 이야기하려는 것은 탄수화물을 무조건 줄이고 대신 지방을 늘려 열량을 채우는 것은 옳지 않음을 보여주는 연구에 관한 것이니 주목해주세요.

스위스 연구진은 실험쥐를 대상으로 케토 다이어트(또는 케토제닉 다이어트) 초기 단계에서 어떤 변화가 일어나는지를 조사했어요. 여기서 케토 다이어트란 저탄고지, 즉 탄수화물은 줄이고 지방은 늘린 식단을 말합니다.

스위스 연구진은 케토 다이어트를 진행한 쥐가 고지방, 고탄수화물 식이요법을 진행한 쥐에 비해 혈당 조절 능력이 떨어지는 것을 발견했습니다. 그리고 그 이유로 '인슐린 저항성의 증가'를 꼽았습니다.

인슐린 저항성이 증가했다는 것은 인슐린에 대한 우리 몸의 반응이 정상적인 기준보다 감소되었음을 의미합니다. 한마디로 인슐린 저항성이란 인슐린은 정상적으로 분비되는데 우리 몸에서 제대로 작동하지 못하는 상황을 말합니다. 결국 이것은 인슐린 분비의 문제가 아니라 분비된 인슐린을 제대로 쓰지 못하는 몸의 문제로 볼 수 있는데요. 실험에서 케토 다이어트를 진행한 쥐의 간에 문제가 생겨 이러한 인슐린 저항성이 증가한 것입니다.

인슐린이 혈당치를 조절하는 방법에는 여러 가지가 있습니다. 간은 포도당을 생산하기도 하고 저장하기도 하는데, 인슐린이 분비되면 간에 신호를 보내 포도당 생산을 줄이게 되고 그 결과 혈당이 낮아집니다. 또 근육과 조직이 포도당을 흡수하고 에너지로 변환시키기 때문에 혈당이 낮아지기도 합니다.

그런데 우리 몸, 특히 간이나 근육에 지방이 쌓이면 인슐린 저항성이 증가합니다. 케토 다이어트의 경우 지방 섭취가 많기 때문에 간이나 근육에 지방이 쌓여 인슐린 저항성이 증가하겠지요. 인슐린 저항성이 증가해 간이 인슐린에 반응하지 않게 되면 간이 계속해서 포도당을 생산하기 때문에 혈당이 오르는 것입니다.

스위스 연구진은 "케토 다이어트는 비만을 해결하는 데는 유익하지만 일부 우려가 남아 있다. 이들 중 상당수는 생리적 기전에 대한 지식 부족과 관련이 있다. 향후 더 깊은 연구가 필요하다."고 말했습니다. 즉, 이 방법은 다이어트를 하기에는 좋지만 당뇨 위험과 같은 일부 우려가 있어 더 연구를 해봐야겠다는 뜻입니다.

탄수화물을 줄이기 위해 저탄고지 식단을 시도해볼까 고민이었다면 이 연구 결과를 참고하길 바랍니다. 음식을 섭취할 때 너무 한 가지 영양소에만 치우친 식단은 문제가 될 수 있지요. 몸의 밸런스를 위해 영양소를 고르게 섭취하도록 식단을 짜서 규칙적으로 먹는 것이 중요합니다.

2) 천천히, 꼭꼭 씹어 먹기의 법칙

음식은 어떻게 먹어야 할까?

모두에게 해당되는 가장 중요한 법칙은 '천천히 먹기!'이다. 당뇨인이라면 더욱 지켜야 할 음식 섭취의 기본이다.

음식을 천천히 먹어야 혈당이 서서히 오른다. 급히 먹으면 그만큼 혈당도 급격히 높아진다. 또 천천히 먹으면 소화효소가 잘 분비되어 소화도 잘되는 것은 물론, 포만감을 느끼고 음식을 덜 먹게 된다.

실제 밥을 급하게 먹으면 뇌에서 '배가 부르다.'는 포만감을 인지하지 못하기에 짧은 시간 동안 과식하기가 쉽다고 한다. 반면 천천히 먹으면 음식 먹는 과정에서 포만감을 느낄 수 있기에 과식할 위험이 줄어든다.

과식은 곧 비만의 원인이 되고 비만은 다시 당뇨, 이상지질혈증, 지방간 등의 원인이 된다. 과식을 방지해 이와 같은 질병을 사전에 막으려면 음식을 천천히 섭취하는 것이 매우 중요하다.

음식을 천천히 먹기 위해서는 어떻게 해야 할까? 입에 한참을 물고 있다가 삼킨다고 음식을 천천히 먹는 것일까? 음식을 먹을 때는 의식적으로 최소 20~30회 정도 충분히 씹어 삼키도록 한다. 음식물을 완전히 삼킬 때까지 다른 음식을 먹지 않도록 하고, 한 번에 너무 많은 양을 먹지 않기 위해 숟가락 대신 젓가락으로만 식사하기를 권한다.

한국인의 90% 정도가 식사를 15분 안에 마친다고 한다. 바쁜 현대사회에서 식사를 천천히 하는 것은 불가능할 수도 있다. 하지만 당뇨와 각종 질병을 예방하려면, 그리고 특히 당뇨인이라면 혈당 관리와 치료를 위해 반드시 식사를 천천히 하도록 하자.

식사를 급하게 하면 비만과 각종 대사질환에 노출될 가능성이 높다는 사실이 연구를 통해 밝혀졌습니다. 조희숙 강원대학교 의료관리학 교수팀은 지역사회 건강조사에 참여한 19세 이상 강원도 주민 1만 5833명(남성 7311명, 여성 8522명)을 대상으로 '식사 속도와 비만의 상관관계'를 조사했는데요. 그 결과 식사 시간이 20분 이하로 짧은 그룹은 그렇지 않은 그룹보다 비만인 경우가 남성은 17%, 여성은 15% 더 많았다고 합니다.

식사 시간이 5분 미만인 경우 비만 외에 대사질환의 위험도 더 높아졌는데요. 식사 시간이 5분 미만인 사람은 15분 이상인 사람보다 비만 위험은 3배, 당뇨 위험은 2배, 이상지질혈증 위험은 1.8배, 지방간 위험은 무려 23배나 높았다고 합니다. 특히 식사를 빨리 하는 식습관이 오래될수록 급성심근경색은 물론 뇌혈관질환, 뇌졸중이 생길 위험 또한 높아진다고 합니다.

3) 메뉴는 한식 위주로

건강을 위해 식단을 계획할 때 가장 중요한 것은 '지속성'이다. 어떤 식단이나 장점과 단점을 동시에 가지고 있지만 효과를 보려면 꾸준히 실천하는 것이 중요하기에, 식단을 선택할 때는 그것이 지속 가능한가를 따져봐야 한다.

한식은 우리가 가장 접하기 쉬운 식단이다. 그게 집밥이든 외식이든 선택하기도 쉽다. 이는 곧 365일 식단을 지속할 수 있음을 뜻한다.

다이어트에 쉽게 실패하는 이유는 칼로리 제한식을 실천하는 것이 1~2개월도 지속하기 어려운 일이기 때문이다. 간헐적 단식, 저탄고지(저탄수화물 고지방의 식사) 등이 반짝 유행하다 사라지는 것도 마찬가지 이유이다. 한때 지중해 지방의 식단이 좋다는 정보에 휩쓸려 지중해식 열풍이 불기도 했지만 이 역시 365일 실천하기에는 무리가 있는 방법이라 실효성이 없다고 본다.

이런 이유로 당뇨인에게는 당뇨 치료를 위한 식단으로 '한식'을 권한다. 잡곡밥, 현미밥 또는 쌀밥에 나물 반찬, 김치, 국, 찌개, 생선, 육류 등을 골고루 먹는 것이 좋다.

진료를 하다보면 당뇨인은 현미밥만 먹어야 한다는 인식 때문에 가족들은 잡곡밥을 먹는데 본인은 따로 현미밥을 지어 먹는 경우가 생각보다 많다. 심지어 외식할 때 현미밥을 따로 싸가는 경우도 있다. 물론 현미밥이 흰쌀밥보다 흡수가 천천히 되기 때문에 혈당을 높이는 속도가 늦기는 하지만 자료를 보면 흰쌀밥과 큰 차이는 없다. 백미는 100g당 당질이 80g 정도, 현미는 75g 정도 포함되어 있어 3~5%의 차이만 날 뿐이다.

따라서 평소에 현미밥을 맛있게 먹는 편이라면 이러한 식습관을 유지해도 상관없지만 혈당을 낮추려고 억지로 먹어왔다면 굳이 고생할 필요는 없다는 뜻이다. 현미밥이냐 흰쌀밥이냐에 따라 혈당을 높이는 정도가 크게 차이가 없기에 오히려 밥과 함께 먹는 반찬, 국 등을 두루 살피는 편이 좋다. 현미에 대한 것은 다음의 당뇨 노트에서 좀 더 살펴보겠다.

현미를 많이 먹는다고 무조건 좋은 건 아닙니다

당뇨인은 흰쌀밥을 먹으면 혈당이 높아진다는 생각에 현미밥만 고집하는 경향이 있는데요. 실제로 현미는 식이섬유가 많아 포만감을 주고 변비도 예방하니 좋은 식품임에 틀림없습니다. 무엇보다 콜레스테롤과 중성지방 수치를 끌어내리고 당뇨 발생 위험을 낮추는 효과를 무시할 수 없지요.

그런데 건강식의 대명사인 현미가 오히려 몸에 해롭다는 주장이 나왔습니다. 이를 듣고 많은 당뇨인이 걱정과 혼란을 겪었으리라 생각합니다. 현미의 어떤 점 때문인지, 현미가 우리 몸에 유익하거나 해로운 점은 무엇인지 알아보겠습니다.

· 현미에는 피틴산, 렉틴 등 유해물질이 함유되어 있다!

최근 번역 출간된 책 《플랜트 패러독스》는 현미를 먹지 말아야 할 식품 중 하나로 분류해놓았습니다. 현미에는 '피틴산'이라는 유해물질이 함유되어 있는데 이 피틴산이 철분이나 칼슘처럼 몸에 좋은 미네랄 성분을 흡착해 몸 밖으로 배출시키기 때문에 빈혈과 골다공증 등이 생길 수 있다고 합니다. 또한 쥐를 대상으로 실험했을 때 현미만 먹은 그룹에서 변을 통해 배출된 칼슘과 인 등의 미네랄 양이 백미만 먹은 그룹에 비해 더 많았다는 결과를 근거로 제시하기도 했습니다.

· 일상적인 섭취량 정도로는 이상 없다!

이에 대한 반대 의견도 있습니다. 피틴산의 부작용에 대한 실험 결과들은 피틴산을 과도하게 먹인 동물 모델을 사용한 것이기 때문에 사람이 일상에서 섭취하는 양 정도로는 문제가 되지 않는다는 의견인데요. 이런 경우 오히려 현미를 통해 얻는 이득이 더 크다는 주장입니다.

· 피틴산은 양면성을 가졌다!

현미의 독성물질로 지목되기도 한 피틴산은 양면성을 지녔습니다. 피틴산은 현미뿐 아니라 콩류, 아마씨, 들깨, 참깨 등 다양한 곡물과 대부분의 콩류에 함유되어 있어요. 칼슘이나 철분 등의 미네랄 흡수를 방해한다는 부정적인 연구 결과도 있지만 몸에 해로운 '중금속을 배출'하는 역할을 한다고 알려져 있습니다.

특정 음식을 만병통치약으로 여기고 지나치게 먹을 경우에는 오히려 해가 될 수도 있습니다. 모든 식품에는 장점도 있고 단점도 있기에 이를 종합적으로 고려해야 합니다.

당뇨인의 경우 현미밥만 먹어야 한다는 강한 믿음과 편견이 있는데요. 그런 고집을 버리고 여러 잡곡이 조화를 이루는 균형 잡힌 식단을 선택하는 것이 가장 현명한 결론이라 하겠습니다.

4) 정제된 탄수화물은 피하기

당뇨인이 피해야 할 식품군 하면 '탄수화물'이 가장 먼저 떠오른다. 하지만 모든 종류의 탄수화물을 섭취하지 말라는 뜻은 아니다. 피해야 할 것은 정제된 탄수화물이고, 통곡류는 오히려 적당량 섭취해야 한다.

대표적인 정제 탄수화물에는 백밀가루와 백설탕이 있다. '정제'는 물질에 섞인 불순물을 거르고 제거해 그 물질을 더 순수하게 한다는 뜻으로, 정제 탄수화물은 일련의 가공 과정을 거친 식품이라고 생각하면 된다. 정제를 거칠수록 색깔이 점점 흰색에 가까워진다. 이렇게 정제된 탄수화물은 혈당을 많이 높이는 문제를 일으켜, 특히 당뇨인이 피해야 할 식품으로 꼽힌다.

예로부터 쌀을 주식으로 하는 우리나라에서 비만과 당뇨가 문제시되고 있는 데는 서구화된 식습관의 보편화가 원인이라 할 수 있다.

무심코 먹는 빵, 과자, 피자, 시리얼, 요구르트 등에도 백밀가루와 백설탕이 들어 있다. 외식을 위해 찾는 식당에서 조리하는 음식에 백설탕을 많이 사용하는 경우도 흔하다. 빵이나 라면의 유혹을 떨치기 힘들 때는 우리가 의식하지 못하는 사이 하루 동안 섭취하는 음식 중에 정제 탄수화물의 양이 생각보다 많다는 사실을 떠올리자.

백설탕은 더더욱 주의를 기울여야 한다.

설탕은 남용하기 쉽고 의존성이 생기면 멀리하기가 어렵다. 많은 양의 설탕에 지속적으로 노출되면 배고픔을 느끼게 하는 호르몬인 그렐린(ghrelin)의 분비를 억제하지 못하고, 포만감을 느끼게 하는 호르몬인 렙틴(leptin)의 수송 및 신호전달체계가 방해를 받아 계속 배고픔을 느끼게 된다. 또 도파민의 분비를 감소시켜서 식사로부터 얻는 즐거움이 줄어들게 된다.

설탕을 먹으면 먹을수록 더 많은 설탕을 찾게 되고 기존과 같은 정도의 포만감을 느끼기 위해서 음식을 더 많이 먹어야 하므로 폭식과 과식을 반복하게 된다.

결국 정제 탄수화물에 자주 노출되는 사람은 건강한 생활을 유지하기 어렵고 궁극적으로 혈당 조절은 더욱 어려워진다. 다시 한번 강조하지만 식사는 한식 위주로, 정제된 탄수화물인 백설탕과 백밀가루는 최대한 피하도록 노력해야 하겠다.

평소 삼겹살 먹을 때 어떤 음료를 곁들이나요? 기름기가 많은 육류인 만큼 속이 개운해지는 탄산음료를 주로 마실 겁니다. 하지만 고지방 식사와 과당이 많이 함유된 음료의 조합은 간 건강에 악영향을 미칩니다. 더구나 당분이 많은 탄산음료는 혈당을 높이는 결과까지 가져오지요.

이번에 소개할 연구는 하버드대학교 의과대학에서 진행했습니다. 연구팀은 실험쥐를 대상으로 고지방 식단과 과당을 함께 섭취한 경우, 고지방 식단과 포도당을 함께 섭취한 경우로 나누어 각각 간 건강에 미치는 영향이 어떻게 다른지를 혈당 수치와 함께 분석했습니다.

먼저 용어부터 짚어볼게요.
'고지방 식단'이란 지방이 많이 함유된 식단을 말합니다. 버터나 올리브유, 생선 등의 해산물, 육류, 달걀, 치즈, 아보카도 등 지방이 다량 함유된 식품으로 구성되지요.
다음으로 포도당과 과당입니다. '포도당'은 탄수화물이 최종적으로 분해된 단계의 물질이기 때문에 포도당을 직접적으로 먹으면 몸에서 곧바로 흡수됩니다. 이런 특성을 이용해 일상생활에서는 포도당을 영양제, 강장제, 해독제, 감미료 등으로 이용하고 있지요. 연구팀에서는 포도당을 음료로 섭취하게 했는데요. 평소 기운 없을 때 포도당 주사를 맞아본 경험이 있다면 그것과 유사하다고 생각하면 됩니다.
'과당'은 무엇일까요? 과당은 조미료, 기호품, 보존제 등으로 쓰이곤 합니다. 과당 음료에는 탄산음료나 과일주스처럼 편의점에서 파는 음료도 있고 흑당 음료나 캐러멜마키아토처럼 카페에서 파는 액상 시럽을 탄 음료도 있습니다. 과당 음료는 평소 흔히 접하기 때문에 익숙하기도 한데, 콜라나 사이다 등도 이에 속합니다.

다시 실험 이야기로 돌아와서요. 연구팀은 실험쥐를 보통 식단을 섭취한 세 그룹, 고지방 식단을 섭취한 세 그룹 등 총 여섯 그룹으로 나누었습니다. 고지방 식단 그룹은 다시 고지방 식단만 섭취한 그룹, 고지방 식단에 고농도의 포도당 음료를 섭취한 그룹, 고지방 식단에 고농도의 과당 음료를 섭취한 그룹으로 나누었습니다. 그리고 10주 동안 관찰했습니다.

연구 결과를 보니 보통 식단을 섭취한 그룹과 비교했을 때 고지방 식단을 제공한 세 그룹 모두 체중이 평균 40~60% 증가했습니다. 고지방 그룹은 간이 비대해지고 지방간도 관찰됐습니다. 특히 고지방 식단만 섭취한 그룹과 고지방 식단에 고농도의 과당 음료를 섭취한 그룹은 모두 인슐린 저항성이 생겼고 인슐린 농도도 2배 올랐습니다. 혈당 수치도 높아졌고요. 반면 고지방 식단에 고농도의 포도당 음료를 추가한 그룹은 체중과 칼로리는 비슷하게 증가했으나 지방간이나 인슐린 저항성 증가 등의 다른 증상은 확인되지 않았습니다.

연구팀은 위와 같은 결과를 과당 음료와 포도당 음료의 차이로 설명했는데요. 과당 음료는 미토콘드리아를 손상시켜 간에서 지방이 연소되게 하기보다는 축적되게 한다는 점을 밝혀냈고, 반대로 포도당은 간의 지방 연소를 도우며 정상적인 대사 과정을 이끈다는 점을 밝혀냈습니다. 즉, 이번 연구를 통해 과당과 포도당은 대사 과정이 전혀 다르며, 당뇨인이라면 과당은 무조건 피하는 게 좋고 포도당은 적절히 섭취해도 된다는 것을 알 수 있지요.

미국 필라델피아 모넬 센터의 카렌 테프 박사팀이 진행한 또 다른 연구에서도 비만한 남녀를 두 그룹으로 나누어 한 그룹에게는 과당 음료를, 다른 한 그룹에게는 포도당 음료를 제공하고 24시간 후의 중성지방 수치를 비교했더니 과당 음료를 마신 그룹이 포도당 음료를 마신 그룹에 비해 중성지방 수치가 2배 높았다고 합니다.

과당과 포도당에 관한 연구 결과를 보면 놀라지 않을 수 없습니다. 당장 과당 음료를 피해야겠다는 생각이 들 정도로요. 우리 주변에는 과당 음료가 생각보다 많지만 막상 고르려면 과당인지 아닌지 정확히 알 수 없을 때도 있습니다. 그러니 평소 주스를 포함한 단 음료는 제한하고 생수를 즐기는 습관을 들이는 게 좋겠지요.

백설탕, 황설탕, 흑설탕은 색과 향만 다를 뿐
모두 같은 정제 설탕입니다

설탕을 정제한다는 것은 설탕 만드는 과정에서 불순물을 없애 설탕을 더 순수하게, 즉 더 달게 만드는 것을 의미합니다. 이러한 정제 설탕은 왜 문제가 될까요?

설탕의 원료는 사탕수수나 사탕무입니다. 이들은 원래 섬유질과 단백질, 미네랄이 풍부한 식품이에요. 그런데 설탕을 정제하는 과정에서 이러한 성분들은 날아가거나 심지어 우리에게 유해한 성분으로 바뀌게 됩니다. 그 결과 좋은 성분은 소실되고 단맛과 칼로리만 남는 것이지요.

게다가 이렇게 정제된 설탕이 우리 몸에서 섭취, 소화되어 체외로 배출되는 과정에서 다시 다량의 비타민, 미네랄, 칼슘 등이 소비됩니다. 비타민 B군을 예로 들어볼게요. 정제 설탕을 매일 먹으면 비타민 B군을 합성하는 장내 세균이 죽어 비타민 B군이 생성되지 못해서 체내 비타민 B군의 양이 현저히 줄어들게 됩니다.

또 정제 설탕을 섭취하면 혈액이 산성화되는데 이를 중화시키기 위해 뼛속의 칼슘까지 사용하게 됩니다. 그 결과 뼈가 약해질 수 있겠죠. 이런 이유로 식품의학자들은 정제 설탕을 일컬어 '칼슘 도둑'이라고 부릅니다.

위에서 정제 설탕의 성질을 살펴보았습니다. 보통 우리는 정제 설탕이라 하면 백설탕을 생각하는데, 그렇다면 황설탕이나 흑설탕은 괜찮지 않을까요? 결론부터 말하면 백설탕, 황설탕, 흑설탕 모두 정제 설탕입니다. 황설탕은 백설탕을 만드는 과정에서 생성되는 부산물로, 정제가 덜 된 것이 아니라 백설탕을 얻기 위해 반복적으로 가열하는 과정에서 설탕이 캐러멜화한 것입니다. 이 황설탕에 화학 색소인 캐러멜을 첨가하면 흑설탕이 되고요. 따라서 백설탕, 황설탕, 흑설탕은 색과 향만 다를 뿐 모두 같은 정제 설탕입니다.

여러모로 따져볼 때 정제 설탕은 많이 먹으면 몸에 좋지 않은 게 분명하지요. 그런 정제 설탕 대신 자연에서 유래한 대체 감미료인 코코넛 설탕, 스테비아, 무스코바도 설탕, 이눌린, 몽크프루트 등을 추천합니다.

코코넛 설탕은 코코넛 수액을 증발시켜서 만듭니다. 인, 칼륨 등 미네랄 성분이 풍부하고, GI 지수가 68인 사탕수수 설탕과 비교해 GI 지수 35로 혈당 수치에 민감한 사람들이 사용해볼 만하지요.

스테비아는 남아메리카에 서식하는 국화과 다년생 식물로 설탕보다 단맛은 200~300배 정도 강하지만 칼로리는 낮아 '천연 설탕'으로 불립니다. 섭취해도 몸에 저장되지 않고 그대로 배출되어 혈당에 영향을 미치지 않습니다. 녹차보다 5배 뛰어난 항산화 작용을 할뿐더러 풍부한 폴리페놀 성분이 세포 노화를 막고 활성산소를 제거하는 역할도 합니다.

애플 출신의 한 저널리스트는 정제 설탕으로부터 벗어나기 위해 2주간 설탕을 금식하면서 다음의 변화를 겪었다고 합니다. 초기 적응 기간에는 금당 현상이 나타나 머리가 둔탁해지고 두통이 발생했다고 해요. 그러다 차츰 집중력과 기억력이 향상되고 머리가 맑아지면서 수면의 질이 향상되었답니다. 자연히 행복감이 높아졌고요. 놀라운 변화 아닌가요?

같은 음식이라도 어떻게 조리하느냐에 따라 혈당에 영향을 미치는 정도가 달라진다. 다음을 참고해 혈당을 낮추는 조리법을 알아두자.

① 저염식으로 조리하자

- 소금은 정제염 대신 천일염을 사용한다.
- 인공조미료 대신 멸치, 새우, 다시마 등의 천연 재료를 사용한다. 재료 성분 자체에 짠맛이 있기 때문에 소금 사용은 줄이고 감칠맛을 살릴 수 있다.
- 찌개나 국에 채소를 많이 넣는다. 채소 자체에서 물이 나와 국물의 짠맛을 줄일 수 있다.
- 음식이 조금 식은 후에 간을 본다. 음식이 뜨거울 때는 짠맛이 덜 느껴지기 때문에 조금 식은 후에 간을 보면 소금 사용을 줄일 수 있다.
- 참치 통조림, 어묵, 소시지, 햄 등에는 염분이 많이 들어 있다. 이런 가공식품을 조리할 때는 먼저 끓는 물에 2~3분 정도 데쳐 소금기를 없앤다.

② 저지방식을 만들자

- 지방 함량이 적은 육류를 선택한다. 예를 들어 돼지고기보다는 오리나 닭 같은 가금류가 지방 함량이 더 적다. 또 같은 육류라도 부위에 따라 지방 함량이 다르니 지방이 적은 부위를 선택한다.
- 동물성 기름보다는 포도씨유, 해바라기씨유, 올리브유 등 식물성

기름을 활용한다.

- 요리용 소스에 함유된 지방도 꼼꼼히 확인한다.

③ 저당분으로 맛있게

- 조리 시 단맛이 나는 과일이나 채소를 많이 활용한다. 예를 들어 샐러드드레싱을 만들 때 키위나 사과를 사용하고 불고기 양념에는 배나 양파를 갈아 넣어 설탕 사용을 줄인다.

- 올리고당, 코코넛 설탕, 스테비아, 아가베 시럽, 자일리톨 등 설탕 대체 식품을 사용한다.

정리하자면, 당뇨인이 기억해야 할 조리법의 핵심은 '덜 짜게, 덜 기름지게, 덜 달게!'이다.

무엇을 먹느냐만큼 어떻게 조리하느냐에도 관심을 기울여 건강한 생활을 유지하도록 하자.

당뇨인의 외식을 위한 네 가지 팁

평소 집밥 위주의 식사를 하는 집이라도 외식을 해야 하는 상황은 꼭 생기기 마련입니다. 당뇨인이 외식할 때 염두에 둘 점 몇 가지를 알아보겠습니다. 잘 기억했다가 메뉴를 고를 때 적용해보세요. 음식 고민 없는 편안하고 즐거운 식사 시간이 될 것입니다.

첫째, 아무리 맛있는 음식이라도 1시간 이상 먹지 않도록 하세요. 천천히 꼭꼭 씹어 먹는 것은 좋지만 식사 시간이 길어지면 많이 먹게 되니까요. 특히 저녁 식사의 경우 하루 섭취량의 3분의 1이 넘지 않도록 주의하고, 너무 늦은 시간에 먹지 않도록 합니다.

둘째, 곡류, 생선, 고기, 채소, 과일 등을 골고루 섭취하세요. 만일 과식했다면 운동을 충분히 하여 과잉 섭취한 열량을 소모시켜줍니다.

셋째, 술은 마시지 마세요. 꼭 마셔야 할 때는 소주나 맥주 한두 잔 정도로 제한하고 신선한 채소나 단백질 등 몸에 좋은 안주를 함께 섭취합니다.

넷째, 외식 종류에 따른 음식 선택 방법을 알아두고 참고하세요.
한식_ 고기를 과도하게 먹으면 혈당과 고지혈증에 악영향을 줍니다. 고기만으로 배를 채우지 말고 쌈채소와 마늘, 양파 등을 함께 먹어 고기 양을 줄여주세요.

일식_ 초밥은 얼핏 작아 보이지만 실제는 꼭꼭 눌러 뭉치는 만큼 1개에 들어가는 밥 양이 생각보다 많아요. 또 밥에 조미를 하기 때문에 열량도 높고요. 먼저 1인분의 열량을 확인한 뒤 전체 열량을 염두에 두고 먹도록 합니다.

중식_ 기름을 많이 사용하는 자장면이나 볶음밥 대신 기름기가 적은 메뉴를 선택하세요. 중식 소스에 많이 사용하는 전분은 혈당 상승을 유발할 수 있으므로 소스를 최대한 털어내고 먹는 것이 좋습니다.

뷔페_ 맨 처음 접시는 채소류로만 채워 포만감이 생기도록 합니다. 이후 고기, 생선, 곡류, 과일 등을 담아 영양소를 골고루 섭취하세요. 이때도 국수, 빵, 떡, 튀김류, 케이크, 아이스크림 등은 자제하는 것이 좋고요. 호박죽이나 단팥죽처럼 단맛 나는 죽 종류에는 설탕을 첨가했을 수 있으므로 주의합니다.

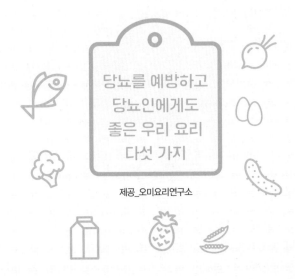

당뇨를 예방하고
당뇨인에게도
좋은 우리 요리
다섯 가지

제공_오미요리연구소

들깨버섯미역국

혈당이 높아지는 것을 막아주는 들깨

들깨에 함유된 로즈마린산은 혈당이 높아지는 것을 억제해줍니다. 이 외에도 알파-리놀렌산 성분이 항암 작용과 함께 혈관 건강에 도움을 줍니다.

 불린 미역 40g, 표고버섯 10g, 멸치다시마육수 300mL, 들깻가루 2큰술, 들기름 1큰술, 국간장 · 다진 마늘 1/2큰술씩

1. 불린 미역은 먹기 좋은 크기로 썬다.
2. 냄비에 들기름을 두르고 미역과 다진 마늘을 넣어 볶다가 멸치다시마 육수를 붓고 끓인다.
3. 표고버섯을 넣고 국간장으로 간한 다음 한소끔 끓어오르면 들깻가루를 넣어 마무리한다.

연근잡곡밥

비타민 C가 풍부하고 혈액순환에 좋은 연근

연근에는 신진대사를 촉진하는 비타민 C가 풍부하게 들어 있어요. 몸을 윤택하게 하고 열을 식히며 혈액순환에 좋고 피부를 아름답게 가꾸는 데도 도움을 주는 식품이지요. 연근으로 밥을 지으면 포만감과 아삭한 식감을 선사합니다.

 연근 20g, 백미 50g, 현미 30g, 흑미 10g, 물 적당량

1. 연근은 잘 씻어 지저분한 껍질을 제거하고 먹기 좋은 크기로 썬다.
2. 백미, 현미, 흑미를 함께 섞어 씻어서 1시간 정도 불린다.
3. 불린 쌀에 연근과 물을 넣고 밥을 짓는다.

돼지감자물김치

천연 인슐린의 보고인 돼지감자

돼지감자는 일반 감자의 75배에 달하는 천연 인슐린을 함유하고 있어 당 분비를 억제하는 데 도움을 줍니다. 혈당 관리가 필요한 당뇨인에게 좋은 식품으로, 다이어트는 물론 골다공증 예방에도 효과적입니다.

돼지감자 20g, 무·사과·밀풀 10g씩, 미나리 5g, 다진 마늘 3g, 생강편 1g, 다시마 육수 1컵, 소금 조금

1. 돼지감자와 무, 사과는 잘 씻어 편으로 썰고 미나리는 5cm 길이로 썬다. 돼지감자는 깨끗이 씻어 껍질째 사용한다.
2. 큼직한 그릇에 모든 재료를 담고 고루 섞은 뒤 밀폐용기에 담는다.
3. 실온에 하루 동안 두었다가 냉장고에 보관한다. 이틀 뒤부터 먹을 수 있다.

톳두부무침

무기질과 칼륨이 풍부하고 칼로리는 낮은 톳

모자반의 일종인 톳에는 무기질과 칼륨, 각종 비타민이 풍부하게 들어 있어요. 또 칼로리가 낮고 식이섬유를 많이 함유해 과식을 막아줍니다. 톳밥이나 톳무침, 톳국수 등으로 다양하게 요리해보세요.

두부 20g, 톳 15g, 간장 1작은술, 통깨 · 참기름 · 다진 마늘 조금씩

1. 두부는 데쳐서 곱게 으깬다.
2. 톳은 끓는 물에 데쳐서 찬물에 헹궈 물기를 빼고 먹기 좋은 크기로 썬다.
3. 볼에 모든 재료를 넣고 잘 섞은 뒤 접시에 담아낸다.

여주차

아미노산이 풍부하고 해열 및 해독 작용을 하는 여주

풍부한 비타민 C와 여러 종류의 아미노산이 들어 있는 여주는 요리와 차 등에 다양하게 쓰입니다. 여주의 쓴맛 성분은 해열과 해독, 배독 작용을 해 혈압이 높고 화를 잘 내는 사람에게 좋답니다.

말린 여주 5g, 물 300mL

1. 말린 여주를 물에 잘 씻어서 냄비에 넣고 살짝 덖는다.
   ★덖다 : 마른 팬이나 냄비에 재료를 넣고 겉이 마르도록 살짝 볶는 것을 말해요.
2. ①에 물을 넣고 끓인다.
3. 여주가 잘 우러나면 불을 끈다. 따뜻하게 마시거나 유리병에 담아 냉장 보관해두고 물처럼 마신다.

Test 5. 식습관 점검! 나도 탄수화물 중독일까?

우리 몸의 필수영양소인 탄수화물은 얼마나 섭취해야 할까요? 보통 하루에 섭취하는 전체 칼로리의 55~70%가 탄수화물의 적정 섭취량입니다. 하루 2000kcal를 소모하는 성인의 경우 1100~1400kcal, 즉 300g 내외가 적당합니다.

그런데 만일 적정량의 탄수화물을 섭취하고도 계속 허기를 느껴 고당분 음식을 찾는다면, 이는 '탄수화물 중독' 상태라고 볼 수 있어요. 밥을 먹어도 허기가 져서 빵이나 떡, 과자, 초콜릿 등을 찾는다거나 단 음식을 못 먹었을 때 짜증이 나고 불안하다면 탄수화물 중독을 의심해보세요. 다음의 34개 항목 중 본인에게 해당하는 것은 몇 개인가요?

	문항	체크
1	아침을 배불리 먹었는데도 점심시간 전에 배가 고프다.	
2	식사 후 달콤한 디저트를 자주 찾는다.	
3	단 음식을 먹어야 스트레스가 풀린다.	
4	저녁을 먹고 간식을 먹지 않으면 잠이 오지 않는다.	
5	책상이나 서랍 등에 항상 간식이 있다.	
6	오후 5시가 되면 피곤함과 배고픔을 느끼고 일이 손에 안 잡힌다.	
7	과자, 초콜릿 등 단 음식은 생각만 해도 먹고 싶어진다.	
8	다이어트를 위해 식이조절을 하는데 3일도 못 간다.	
9	점심을 먹고 나면 지치거나 공복감이 느껴진다.	
10	배불리 먹어도 금방 배가 고프다.	
11	밥, 빵, 과자 등 음식을 먹기 시작하면 끝이 없다.	
12	배가 불러도 입맛이 당겨 음식을 제한하지 못한다.	
13	정말 배고프지 않더라도 먹을 때가 있다.	
14	식사 후 나른하고 졸린 기분을 주기적으로 느낀다.	

15	밀가루 음식을 선호하며 주 3회 이상 주식으로 밀가루 음식을 먹는다.	
16	잡곡밥보다는 흰쌀밥이 좋다.	
17	이유 없이 짜증나고 불안하거나 우울해진 적이 있다.	
18	부모, 형제 중에 비만인 사람이 있다.	
19	배고프지 않은데 습관적으로 야식을 먹을 때가 있다.	
20	스트레스를 받으면 식욕이 당긴다.	
21	항상 다이어트를 하지만 살이 잘 안 빠지고, 요요가 잘 온다.	
22	식사 후 3시간가량 지나면 급격히 힘이 빠지는 경우가 많다.	
23	평소 간식거리를 그냥 지나치기 어렵다.	
24	다른 부위보다 복부 쪽에 살이 많은 편이다.	
25	평소 운동을 규칙적으로 하지 않고 생활운동 양도 많지 않다.	
26	사탕이나 초콜릿을 먹지 않으면 손이 떨리거나 계속 생각난다.	
27	스스로도 단 음식을 지나치게 먹는다는 생각이 든다.	
28	물 대신 청량음료를 더 자주 마신다.	
29	다른 사람이 아이스크림이나 초콜릿을 들고 있으면 먹고 싶어진다.	
30	신맛보다는 단맛이 나는 과일을 더 좋아한다. 가끔 지나칠 정도로 단 것이 먹고 싶어질 때가 있다.	
31	피자, 햄버거 등 패스트푸드나 인스턴트식품을 즐겨 먹는다.	
32	대체로 살이 찐 편이다.	
33	전과 비슷한 수준으로 단 음식을 먹어도 만족스럽지 않다.	
34	원두커피보다는 설탕이 들어간 믹스커피를 좋아한다.	

해당 항목이 12개 이하라면 위험한 단계는 아니지만 관리가 필요한 상황입니다. 13~21개이면 중독은 아니지만 위험한 단계이므로 탄수화물 섭취를 줄이기 위한 노력이 필요하고요. 22개 이상 항목에 해당한다면 이미 탄수화물에 중독된 상태이므로 전문가와의 상담이 필요합니다.

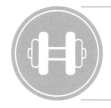

5. 건강한 생활을 위한
올바른 운동 습관

평소 꾸준히 운동하는 습관은 건강 유지를 위한 최선의 노력이라 할
수 있다. 당뇨가 있든 없든, 나이가 들면 들수록 운동은 꼭 필요한 생
활습관이다.

운동에는 크게 유산소운동과 근력운동이 있다. 두 가지 운동을 골고
루 하면 좋겠지만 쉽지 않은 일이다. 그럴 경우 특히 당뇨인이라면 근
력운동만이라도 할 것을 권한다.

1) 당뇨인에게 근력운동이 중요한 이유

인슐린은 우리 몸의 혈당을 간과 근육, 지방에 저장하는데, 그중에서
도 포도당을 가장 많이 흡수하는 것이 '근육'이다. 근육은 이렇게 섭취

한 포도당의 70% 이상을 소모하기 때문에 근육이 많아지면 포도당을 흡수하는 능력 또한 향상되고 자연히 혈당은 떨어지게 된다.

우리나라 30세 이상 성인 10명 중 3명은 당뇨이거나 당뇨전단계로 볼 수 있고, 당뇨전단계 3명 중 2명은 시간이 지나면서 당뇨로 악화될 수 있다. 그런데 이때 근육이 많은 사람은 당뇨로 진행되는 것을 피할 수 있다.

실제 경희대학교병원 연구진이 당뇨전단계인 성인 1700여 명을 10년간 추적 관찰했더니 근육이 많은 사람일수록 혈당이 정상으로 돌아올 가능성이 15% 더 높았다고 한다. 즉, 근육이 많을수록 혈당을 떨어뜨리기가 더 쉽다는 것이다.

하지만 몸 전체의 근육을 다 단련시킬 수는 없다. 힘이 많이 들고 시간도 오래 걸리기 때문이다. 그렇다면 효율적으로 근력운동을 할 수는 없을까? 가장 좋은 방법은 우리 몸에서 가장 큰 근육을 집중적으로 키우는 것이다. 여러 근육을 힘들게 키울 필요 없이 가장 큰 근육을 단련시키면 그 근육을 통해 포도당을 많이 흡수하게 되어 혈당을 효율적으로 낮출 수 있기 때문이다.

우리 몸에서 가장 큰 근육은 어디일까? 우리 몸 근육의 절반은 '허벅지'에 모여 있다. 전체 근육 중에서 가장 큰 근육 또한 허벅지 근육의 하나인 '대퇴사두근'이다. 그림에 보이는 허벅지 앞쪽 근육을 말한다.

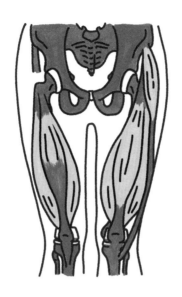

결과적으로 우리 몸 근육의 절반이 모여 있는 허벅지, 그중에서도 대퇴사두근을 열심히 단련시키면 효율적으로 혈당을 낮출 수 있다. 실제로 허벅지 둘레가 1cm 늘어나면 당뇨 발생 위험이 9% 감소한다는 연구 결과가 있다. 허벅지 운동이 당뇨인에게 꼭 필요한 운동임을 증명해주는 결과이다.

그렇다면 운동은 언제 하는 것이 좋을까?

되도록 식사 후에 하기를 권한다. 당뇨인의 경우 공복에 운동을 하면 혈당이 너무 많이 소모되어 저혈당 증상이 올 수 있다. 또 운동 후 극심한 허기에 시달려 폭식할 위험이 있다.

다만 식후라도 밥 먹은 직후가 아니라 20~30분 정도 지난 다음에 하자. 식사 직후에 운동을 하면 소화 기능이 떨어져 더부룩하고 체할 수 있기 때문이다.

2) 어떤 근력운동이 좋을까?

① 계단 오르기

계단을 오르는 것만으로도 상당한 운동이 된다. 계단은 웬만한 건물에는 다 있을뿐더러 특별한 준비도 필요 없어 집에 갈 때, 회사에서, 지하철에서 등등 언제든 쉽게 할 수 있는 운동이다. 시간을 따로 내지 않아도 되므로 바쁘다는 핑계도 댈 수 없다.

좀 더 적극적인 운동으로 계단 오르기를 택했다면 하루 20~30분 정도로 시간을 정해놓고 하는 것이 좋다. 짧은 시간에 효율적으로 할 수 있는 운동이어서 마땅히 산책할 곳이 없을 때도 가능하다. 다만 한 가지 주의할 점은 내려올 때 무릎이 상할 수 있다는 것이다. 계단을 오른 후에는 엘리베이터를 타고 내려와서 다시 오르는 식으로 하기를 권한다.

② 실내 자전거 타기

실내 자전거 타기 역시 짧은 시간을 이용해 효율적으로 할 수 있는 좋은 운동이다. 날씨와 상관없고, 하루 일과를 마친 밤 시간에도 잠시만 짬을 내면 되니 거르지 않고 운동할 수 있다. 습관 들이기가 힘들 경우 TV를 보면서 자전거 타기를 하면 쉽게 적응할 수 있다.

실내 자전거 타기는 하루에 20~30분 정도 하는 것을 추천하고, 익숙해지면 조금씩 강도를 높이도록 한다.

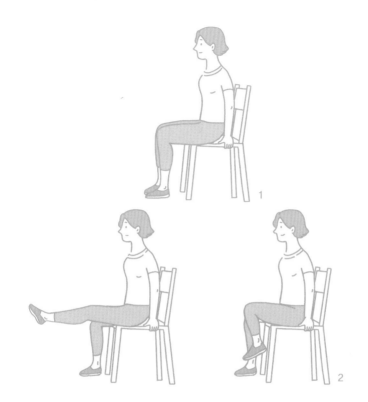

③ 집에서 할 수 있는 허벅지 운동

무릎을 폈다 굽혔다 하기

1. 의자에 허리를 펴고 바르게 앉는다.

2. 왼쪽 무릎을 쫙 펴서 오른쪽 허벅지 높이까지 최대한 올렸다가 굽히는 동작을 10회 반복한다. 이때 허리가 무너지지 않도록 바르게 펴는 것이 중요하다.

3. 오른쪽도 같은 방법으로 한다.

4. 왼쪽 10회+오른쪽 10회가 1세트로, 총 3세트를 실시한다.

> • 다리를 들어 올렸다 굽히는 발이 바닥에 닿지 않도록 해야 허벅지에 더욱 강한 자극을 줄 수 있다. Tip

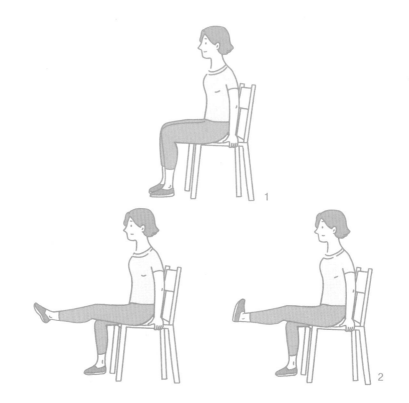

무릎을 펴서 10초간 유지하기

1. 의자에 허리를 펴고 바르게 앉는다.

2. 왼쪽 무릎을 쫙 펴서 오른쪽 허벅지 높이까지 최대한 들어 올리고 발끝을 몸 쪽으로 당겨 발목을 구부린 채로 10초 동안 유지한다. 이때 허리가 무너지지 않도록 한다.

3. 오른쪽도 같은 방법으로 한다.

4. 왼쪽 10초+오른쪽 10초가 1세트로, 총 3세트를 실시한다.

> • 좀 더 강한 자극을 주고 싶다면 발목에 모래주머니를 달아 무게를 실어준다.
> • 허리는 반듯하게 펴고 구부리거나 뒤로 넘어가지 않도록 한다.

Tip

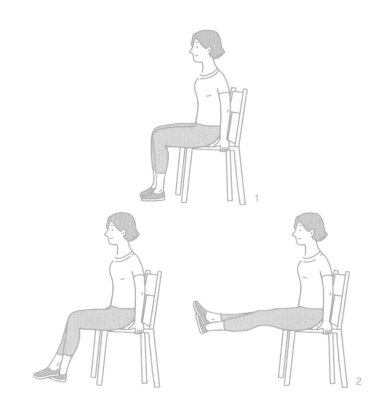

두 다리를 겹쳐 펴기

1. 이번 동작은 한쪽 다리를 펴는 동작의 업그레이드 버전이다. 의
   자에 허리를 펴고 바르게 앉는다.

2. 왼쪽 다리에 오른쪽 다리를 얹은 뒤 쫙 펴서 들어 올린다. 이 상태
   를 10초 동안 유지한다.

3. 오른쪽 다리도 같은 방법으로 한다.

4. 왼쪽 10초+오른쪽 10초가 1세트로, 총 3세트를 실시한다.

> • 난이도가 높은 동작이니 허리가 무너지지 않도록 신경 쓴다.   Tip

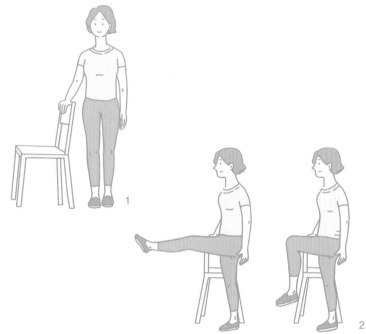

서서 무릎을 폈다 굽혔다 하기

1. 몸이 흔들리지 않도록 오른쪽 편에 의자 등을 두고 오른손으로
   가볍게 잡는다.
2. 반듯하게 선 상태에서 왼쪽 무릎을 펴서 들어 올렸다가 굽히는
   동작을 10회 반복한다.
3. 오른쪽 다리도 같은 방법으로 한다.
4. 왼쪽 10회+오른쪽 10회가 1세트로, 총 3세트를 실시한다.

> • 무릎을 펴서 들어 올릴 때 가능하면 바닥을 지탱하고 서 있는 다리와 90°가 되도록 한다.
> • 바닥을 지탱하는 다리의 힘도 동시에 키울 수 있다.
> Tip

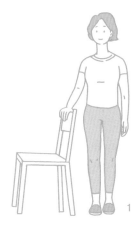 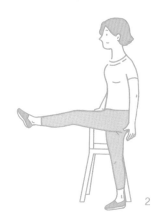

1. 몸이 흔들리지 않도록 오른쪽 편에 의자 등을 두고 오른손으로 가볍게 잡는다.
2. 반듯하게 선 상태에서 왼쪽 무릎을 쫙 펴서 들어 올린 채 10초 동안 버틴다.
3. 오른쪽 다리도 같은 방법으로 한다.
4. 왼쪽 10초+오른쪽 10초가 1세트로, 총 3세트를 실시한다.

• 무릎을 펴서 들어 올릴 때 가능하면 바닥을 지탱하고 서 있는 다리와 90°가 되도록 한다.
• 바닥을 지탱하는 다리의 힘도 동시에 키울 수 있다.

Tip

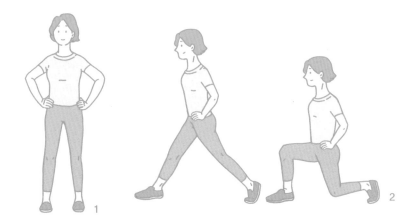

런지

1. 두 발을 골반 너비로 벌리고 선 뒤 손을 허리에 댄다.

2. 오른발을 앞으로 쭉 벌려 내디디고 왼발 뒤꿈치는 세운다.

3. 오른쪽 무릎을 90°로 구부리고 왼쪽 무릎은 바닥에 닿을까 말까 할 정도로 내린다. 이때 오른쪽 허벅지와 왼쪽 엉덩이의 뻐근함에 집중한다. 허리는 반듯하게 세운다.

4. 다시 처음 자세로 돌아오는데, 이때 왼쪽 무릎과 엉덩이를 동시에 펴준다는 느낌이 들도록 하고 오른쪽 발뒤꿈치는 꾹 눌러준다. 동작을 10회 반복한다.

5. 발을 바꿔 같은 방법으로 한다.

6. 왼쪽 10회+오른쪽 10회가 1세트로, 총 3세트를 실시한다.

> • 런지 동작에서는 허리를 앞으로 숙이지 않는 것이 가장 중요하다. 앞으로 구부린 다리의 무릎이 발끝 앞쪽으로 나가지 않도록 주의한다.
> • 좀 더 강한 운동 효과를 원한다면 양손에 무게 있는 물건을 들고 동작을 실시한다.

Tip

운동 후에는 혈자리 지압과 스트레칭으로 긴장한 근육을 풀어주세요

• 혈해혈 지압

무릎뼈(슬개골) 안쪽에서 손가락 3개 정도 올라간 위
치에 혈해혈(血海穴)이 있다. 어디인지 잘 모르겠다면
무릎을 쫙 펴보자. 근육과 근육 사이 움푹 들어간 곳이
바로 혈해혈이다. 이 혈을 자극하면 혈류량이 증가하고
혈액순환이 촉진된다. 또한 10초 동안 눌러서 지압하
면 대퇴사두근을 풀어주는 데 효과적이다. 눌렀을 때
통증이 강한 곳을 찾아 지압하면 된다.

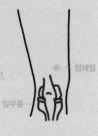

• 대퇴사두근 스트레칭

바르게 서서 왼손으로는 의자를 잡고 오른손으로는 오른발을 잡아 올려 엉
덩이 쪽으로 당긴다. 이 자세를 10초 동안 유지한다. 반대쪽도 같은 방법으
로 한다. 이때 허리가 앞으로 숙여지지 않도록 바르게 세운다.

3) 유산소운동을 병행한다

당뇨인의 경우 유산소운동과 근력운동 중 하나를 택해야 한다면 근력
운동을 추천하겠지만, 가능한 한 둘 다 병행하는 것이 가장 좋다.

당뇨인에게 적합한 유산소운동으로는 조깅, 에어로빅, 줄넘기 등이
있다.

① 하루 중 언제 하는 게 좋을까?

유산소운동을 통해 장기적으로 당뇨에 도움을 받고자 하는 경우 식전, 식후에 크게 구애받지 말고 꾸준히만 하면 된다.

만약 방금 체크한 혈당이 너무 높아서 운동을 하려는 경우라면 혈당을 소모해야 하므로 식후가 좋을 것이다. 또 평소 저혈당 증상이 있거나 인슐린 주사를 맞고 있는 경우에도 식후를 권한다. 공복 상태나 식전에 운동할 경우 급격한 혈당 소모로 인해 저혈당 증상이 나타날 수 있기 때문이다.

② 일주일에 몇 번이 적당할까?

자신의 스케줄이 허락하는 만큼 운동하면 된다. 잠을 줄여가면서 운동 시간을 확보하는 것은 바람직하지 않다. 일상생활에 지장을 주는 운동은 옳지 않으며 남는 시간을 활용해 꾸준히 하는 것이 중요하다. 되도록 매일 운동하면 좋겠지만 그렇지 못할 경우 주 3회 이상의 운동으로도 효과는 충분하다.

③ 1회에 어느 정도의 운동이 좋을까?

유산소운동은 숨이 조금 찰 정도의 강도가 적당하다. 운동 시간은 하루에 30분 이상, 많게는 1시간 정도가 좋다. 살짝 숨이 차면서 30분 이상 지속할 수 있는 운동으로는 빠르게 걷기, 실외 또는 실내 자전거 타기, 계단 오르기 등이 있다. 계단 오르기와 실내 자전거 타기는 앞에서 근력운동으로도 적합하다고 이야기했다. 걸을 때는 산책하듯 하기보다는 살짝 숨이 차도록 빠르게 걷는다.

④ 운동 강도는 높을수록 좋을까?

《비만을 동반한 제 2형 당뇨병환자의 혈당 조절을 위한 운동 중재 : 체계적 문헌고찰》이라는 논문에서 2형 당뇨 환자를 대상으로 운동을 하게 했더니 운동의 형태(유산소운동이나 근력운동 같은)나 운동량보다는 운동 강도의 증가가 혈당 조절에 더 도움이 된다는 연구 결과를 밝혔다. 즉, 운동 강도를 높일수록 2형 당뇨 환자의 혈당 개선에 효과가 있다는 뜻이다. 다만 저혈당 증상이 자주 나타나거나 무리한 운동을 하고 나면 몸이 처지는 경우 등은 예외이다. 무작정 운동 강도를 높이기보다는 자신의 몸 상태에 맞게 운동하도록 하자.

당뇨인을 위한 나이별 적절한 운동

당뇨인이라면 누구나 식이요법과 운동에 관심을 가질 수밖에 없죠. 그렇다면 운동은 무조건 많이 할수록 좋을까요? 한다면 어떤 운동을 해야 할까요? 나이에 따라 적절한 운동법과 운동량이 다릅니다. 당뇨가 호전되길 바라는 마음으로 알맞은 운동법을 찾아 열심히 노력해봅시다.

먼저 20~30대 성인의 경우를 볼까요? 생리 기능뿐 아니라 신진대사가 활발하고 심장 기능과 산소 섭취 능력 또한 뛰어난 시기입니다. 이때는 체형에 변화가 오는 시기로, 복부와 둔부, 허벅지, 팔 뒤쪽 등에 지방이 늘어나기 시작하므로 유산소운동으로 칼로리 소모를 늘리는 것이 중요합니다. 상체와 하체 등 부위별 근력운동을 통해 근육을 키우는 것도 필요하겠죠? 이를 위해 웨이트트레이닝과 조깅, 자전거, 수영 등을 추천합니다. 유산소운동과 근력운동을 병행하는 것, 절대 잊지 마세요.

40대가 되면 기초대사량이 점차 쇠퇴하고 신체의 생리적인 기능이 떨어지면서 피로를 쉽게 느끼지만 회복은 더딘 시기가 찾아옵니다. 근육은 점점 감소하고 체지방은 많아지는 시기이므로 평소 건강관리에 신경 써야 합니다. 하지만 시간적 여유가 많지 않은 연령대이므로 일상생활에서 쉽게 할 수 있는 활동을 선택해 포기하지 않고 꾸준히 하도록 하세요. 대중교통을 이용할 때 앉지 않고 서 있기, 엘리베이터 대신 계단으로 올라가기, 한 정거장 전에 내려서 걷기 등을 권합니다. 운동을 한다면 효율적인 운동이 좋겠지요. 빠르게 걷기, 고정식 자전거 타기, 줄넘기 등을 추천합니다.

50대 이후는 호르몬 저하로 근육량이 줄고 뼈가 점점 약해지며 심폐 기능 또한 떨어지는 시기입니다. 따라서 골밀도와 근력을 보강하는 운동을 추천합니다. 러닝머신 또는 자전거 타기, 수영, 등산 같은 유산소운동과 골밀도 감소 및 근육의 저하를 막아주는 근력운동을 병행하는 것이 좋습니다. 물론 덤벨이나 고무밴드 등을 가지고 집에서 쉽게 할 수 있는 근력운동도 좋고요. 단, 뼈와 근육을 다치지 않도록 무리하지 않는 범위 내에서 운동할 것을 명심해야 합니다.

운동은 언제, 얼마나 하는 게 좋은지도 궁금하실 텐데요. 당뇨인은 저혈당 위험을 지니고 있기에 공복 상태보다는 식후에 운동하는 것을 권합니다. 너무 강도가 세면 무리가 되니, 중강도 정도의 운동이 적당합니다. 일주일에 한두 번 운동하는 것보다는 30분을 하더라도 주 5회 이상 꾸준히 하는 것이 혈당 조절에 도움을 줍니다.

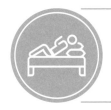

6. 당뇨 치료를 좌우하는 올바른 수면 습관

우리나라 성인의 하루 평균 수면 시간은 얼마나 될까? 2017년 한국갤럽이 발표한 자료에 따르면 한국인 성인의 경우 6시간 24분이라고 한다. 이는 2013년도 통계인 6시간 53분보다 무려 30분가량 짧아진 것이다. 참고로 미국국립수면재단이 권고하는 성인 기준 수면 시간은 7~9시간으로 우리보다 길다.

세계적인 수면 과학자 매슈 워커 박사는 만성적인 수면 부족을 '자기 안락사'라고까지 표현했다. 수면이 지속적으로 부족하게 되면 수명을 깎아 먹는다는 의미인데, 실제로도 수면이 부족하면 당뇨, 심혈관질환, 치매, 우울증, 뇌졸중, 암, 비만, 사망 등의 위험률이 높아지는 점을 생각하면 적절한 비유이다.

하루에 8시간씩 잔다고 가정할 때, 하루 24시간 중 3분의 1은 수면시간이다. 길게 보면 인생의 3분의 1은 잠을 자는 시간이라고 볼 수 있다. 이렇게 큰 비중을 차지하는 게 수면이다. 그러니 어떻게, 얼마나 자느냐가 그 사람의 건강에 미치는 영향이 얼마나 클지 짐작할 만하다.

여기서는 당뇨인에게 알려주고 싶은 수면 이야기를 좀 해보겠다. "이렇게 해야 한다."라는 결론을 내리기 전에 어떠한 수면 습관이 당뇨 발병 위험을 높이는지 먼저 알아보자.

1) 수면 부족

수면 시간이 부족하면 당뇨 발병에 어떤 영향을 미칠까? 2012년 일본 홋카이도대학교 연구팀이 실시한 35~55세 직장인을 대상으로 한 조사에서, 하루 평균 수면 시간이 7시간 이상인 사람에 비해 5시간 미만인 사람의 당뇨 발병 위험이 5배나 높은 것으로 나타났다. 평균 수면 시간으로 고작 2시간 정도 부족한데 이렇게 많은 차이가 나는 것이다.

수면 부족이 당뇨 발병 위험을 높이는 이유는 무엇일까? 수면이 부족하면 몸의 인슐린 저항성이 증가한다. 즉, 몸에서 인슐린이 제대로 쓰이지 못하는 상태가 되기 때문에 2형 당뇨 발병의 위험성이 커진다. 수면 부족으로 인한 당뇨 발병 위험은 불면증 기간이 4년 이하이면 14%, 4~8년이면 38%, 8년 이상이면 51%나 높았다. 한편 불면증에 의한 당뇨 발병은 40세 이하에서 가장 높았는데, 나이는 젊더라도 수면의 양이 적거나 질이 나쁘면 당뇨 발병 위험이 높아질 수 있음을 보여준다.

당뇨를 예방하려면 하루에 적어도 7시간 이상 수면을 취하는 건강한 생활습관이 필요하다.

2) 늦게 자는 습관

고려대학교 안산병원 내분비내과 서지아, 김난희, 신철 교수팀이 당뇨병이 없는 40~69세 3689명을 대상으로 약 12년 동안 추적 관찰을 실시했다. 그 결과 습관적으로 새벽 1시 이후 취침하는 사람들은 그렇지 않은 사람들에 비해 당뇨 발병 위험이 1.34배 더 높았다. 특히 65세 이상 고령이거나 기저에 인슐린 저항성이 높고 인슐린 분비 능력은 낮아 당뇨 발병 위험이 높은 사람은 수면 시간이 늦어지면 2~4배 이상 당뇨 발병 위험도가 올라갔다.

교대근무를 하는 경우와 같이 수면 주기가 극도로 바뀌는 상황이 아니라 단지 습관적으로 늦게 취침하는 사람들에서도 수면 시간이나 수면의 질과 상관없이 2형 당뇨 발병 위험이 높아진다는 사실을 밝혀낸 것이다.

늦은 취침이 당뇨 발병 위험을 높이는 이유는 무엇일까? 늦게 취침하는 사람은 일찍 잠드는 사람에 비해 인슐린 저항성이 더 많이 증가하기 때문이다. 2형 당뇨는 인슐린 분비는 잘되는데 인슐린 저항성이 증가해 인슐린이 몸에서 제대로 쓰이지 못해 발생하는 질환이다. 늦은 시간까지 잠을 자지 않으면 인슐린 저항성이 증가해 당뇨 발병 위험이 높아지는 것이다.

늦은 취침이 당뇨 발병 위험을 높이는 또 다른 이유는 포도당 사용과 관련되어 있다. 뇌는 포도당을 가장 중요한 에너지원으로 사용하는데 잠을 자는 동안 뇌가 푹 쉬게 되면 포도당 사용량이 감소해 우리 몸의 간이 혈당을 덜 분해하기 때문에 혈당, 특히 공복혈당이 낮아진다. 그런데 새벽 1시 이후 취침할 경우, 그 시간 이후에는 숙면을 돕는 멜라토닌 호르몬 분비가 감소하기 때문에 깊은 잠을 잘 수 없다. 잠을 깊이 못 자니 숙면을 취했을 때보다는 뇌의 포도당 사용량이 증가하여 포도당 생성이 많아지고 그 결과 혈당이 높아지는 것이다.

밤늦게 수면을 취하는 습관은 특히 당뇨인이라면 반드시 바로잡아야 할 생활습관이다.

3) 불규칙한 수면 습관

미국 하버드대학교 브리검 여성병원의 황텐이(Tianyi Huang) 역학 교수 연구팀은 2003명을 대상으로 수면 습관과 대사증후군에 관한 연구를 했고, 이에 관한 내용을 《당뇨관리학》 저널에 공개했다. 우선 밤에 잠을 잔 총시간을 조사했다. 보통의 경우 매일 총 수면 시간에는 조금씩 차이가 있기 마련이다. 어떤 때는 5시간, 어떤 때는 10시간, 어떤 때는 6시간 자는 등 잠을 잔 총시간이 불규칙한 경우가 많다.

그런데 조사 결과 이러한 총 수면 시간이 1시간~1시간 30분 정도 차이 나는 사람은 대사증후군 발병 위험이 27% 높았다. 총 수면 시간이 1시간 30분~2시간 정도 차이 나는 사람은 대사증후군 위험이 41% 높았으며, 마지막으로 총 수면 시간이 2시간 이상 차이 나는 사람은 대사증후군 위험이 57%나 증가했다.

위 연구를 통해 잠을 잔 총 수면 시간의 차이가 클수록 대사증후군 발병 위험도 높아짐을 알 수 있다. 즉, 당뇨 발병 위험이 높아지는 것이다. 달리 말해 밤에 자는 총 수면 시간이 일정할수록 당뇨 발병 위험이 낮아짐을 알 수 있다. 따라서 매일 일정한 만큼의 수면 시간을 갖도록 노력하는 것이 중요하다.

취침 시간, 즉 잠드는 시간도 매일 다른 경우가 많은데, 연구 결과 매일 취침 시간이 30분~1시간 정도 차이 나는 사람은 30분 미만으로 차이 나는 사람과 대사증후군 발병 위험이 비슷했다고 한다. 그런데 취침 시간, 즉 잠드는 시간이 1시간~1시간 30분 차이 나는 사람은 대사증후군 위험률이 14% 높았고, 1시간 30분 이상 차이 나는 사람은 위험률이 58% 높았다고 한다. 취침 시간이 불규칙할수록, 즉 잠드는 시간이 들쑥날쑥할수록 당뇨 발병 위험이 높아진다는 것을 알 수 있다.

자, 이제 앞서 살펴본 잘못된 수면 습관 세 가지를 종합해보자. 우리는 연구 결과 수면 시간이 부족하거나 밤늦게 잠을 자거나 취침 시간이 불규칙하면 당뇨 발병 위험이 높아진다는 사실을 알았다. 이를 반대로 적용하면 올바른 수면 습관이 된다. 잠은 7시간 이상! 되도록 일정한 시간에! 일찍 잠자리에 들도록! 노력하는 것이 그것이다. 어찌 보면 아이들에게도 가르치는 아주 기본적인 생활습관이다. 당뇨 예방은 이런 사소하지만 기본적인, 바른 생활습관에서 비롯된다고 하겠다. 당뇨를 '생활습관병'의 하나로 보는 관점도 바로 이런 이유에서다.

조금 더 구체적으로 살펴보자면 이렇다. 뇌간에 위치한 송과체에서 멜라토닌이라는 숙면 관련 호르몬을 분비하는데, 멜라토닌 분비가 가장 왕성한 시간이 밤 10~11시부터 새벽 1~2시까지라고 한다. 이 시간을 벗어날수록 멜라토닌 호르몬 분비가 줄어들어 숙면을 취할 수 없기 때문에 일찍 잠드는 것이 중요하다. 이어지는 당뇨 노트에서도 '멜라토닌'에 대해 이야기하겠다.

성인의 경우 늦어도 밤 11시 이전에 취침을 하고, 동시에 하루 평균 수면 시간도 7시간 이상을 유지하도록 하자. 밤 11시 이전 취침, 아침 6~7시 기상이 가장 이상적이라 하겠다. 또 이런 습관은 규칙적으로 지켜나가는 것이 중요하다는 점도 잊지 말자.

당뇨인이 알아야 할 수면 호르몬, 멜라토닌

'멜라토닌'이라는 호르몬에 대해 들어본 적 있을 겁니다. 수면을 이해하려면 멜라토닌 호르몬부터 잘 알아두어야 해요.

스트레스를 받았을 때 단것이 먹고 싶었던 경험은 누구나 가지고 있을 거예요. 뇌는 포도당을 주요 에너지원으로 사용하기 때문에 스트레스를 많이 받거나 숙면을 취하지 못하는 상황에서 많은 양의 포도당을 필요로 합니다. 그 결과 혈당이 높아지는 것이지요. 따라서 혈당을 원활하게 조절하려면 뇌를 잘 쉬도록 해주는 것이 중요합니다.

어떻게 하면 뇌를 쉬게 할 수 있을까요? 마음을 가라앉히는 명상을 하거나 음악을 듣는 것도 좋겠지만 가장 효과적인 것은 역시 수면이에요. 잠을 잘 때 뇌가 푹 쉴 수 있어요. 이때 수면을 돕는 호르몬이 바로 뇌의 송과체에서 분비되는 멜라토닌입니다.

이 멜라토닌은 깜깜한 밤이 되면 분비됩니다. 그것도 밤 11시부터 새벽 1시 사이에 집중적으로. 그러니 바빠서, TV를 보느라, 혹은 공부하다가 새벽까지 잠을 안 자고 버티는 것은 위험한 일이에요. 늦게까지 잠을 안 자다 보니 어느 순간 잠이 달아난 적 없나요? 또 새벽에 깨서 잠깐 화장실을 다녀왔더니 다시 잠들기 어려웠던 적은 없나요? 이 모든 것이 멜라토닌과 관계되어 있습니다. 새벽 1시 이후에는 멜라토닌 분비가 줄어드니 잠들기가 더 어려운 것이죠.

문제는 멜라토닌 생성량이 나이 들수록 감소한다는 점이에요. 나이가 들면 새벽잠이 없어지는 것도 바로 이 때문인데요. 그렇다면 젊은 사람의 멜라토닌이 고갈되어버리는 경우도 있을까요? 대표적인 사례로 스트레스에 시달릴 때, 또는 멜라토닌을 고갈시키는 약물을 먹는 경우 등이 있습니다. 야간 교대 작업을 하는 등 밤낮이 바뀌어도 생체리듬이 깨져서 멜라토닌 분비량이 줄어들 수 있다고 합니다. 제때 자고 제때 일어나는 게 중요한 이유입니다.
참고로 멜라토닌을 고갈시키는 약물은 어떤 것이 있는지 알아보겠습니다.

인체 내에서 잘못된 작용을 하여 우리 몸의 유익한 영양소를 빼앗아가는 약물을 '드러그 머거(Drug Muggers)'라고 해요. 즉, 어떤 약물을 복용했을 때 그 약물로 인해 특정 영양소가 결핍되는 경우예요. 대표적으로 항생제를 복용하면 나쁜 세균을 죽이면서 동시에 좋은 세균도 같이 죽이게 되니 좋은 세균 입장에서 항생제는 드러그 머거인 셈이죠.
멜라토닌을 빼앗아가는 드러그 머거에는 항히스타민제, 항불안제 또는 수면제제, 혈압약 중 하나인 베타차단제, 스테로이드 등이 있습니다. 따라서 이러한 약물을 복용 중이라면 멜라토닌이 결핍될 수 있기 때문에 멜라토닌 보충제를 별도로 복용하는 게 좋습니다.
또한 멜라토닌은 쌀, 귀리, 옥수수, 보리, 생강, 토마토 등에도 함유되어 있으니 숙면이 힘들다면 이런 식품을 충분히 섭취해 도움을 받는 것이 좋습니다.

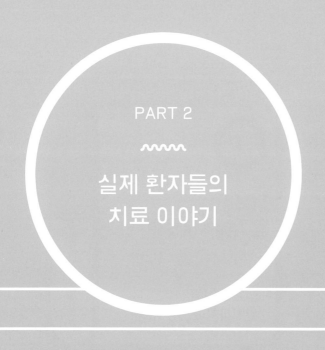

PART 2

~~~~

실제 환자들의
치료 이야기

1

당뇨,
초기에 치료하면
완치가 빠릅니다!

- 당뇨 초기에
완치까지 도전한 사례

〈Part 2〉에서는 실제 본원에서 치료받은 환자들의 사례를 통해 당뇨를 관리하는 다양한 방법을 소개한다.

첫 번째 치료 사례 그룹에서는 당뇨 초기, 당뇨약을 복용하지 않은 상태로 내원한 환자들의 사례를 살펴보자. 치료를 해본 결과, 당뇨 진단을 받자마자 한의원을 찾은 경우가 당뇨약을 복용하다 한의원을 찾은 경우에 비해 상대적으로 치료 기간이 짧았다.

※참고 : 요당이란 소변으로 포도당이 배출되는 것을 말한다.
        요당의 정도에 따라 1+, 2+, 3+, 4+로 나뉘며,
        4+로 갈수록 요당이 많이 나온다는 것을 의미한다.
        (요당에 관한 자세한 내용은 Part 1에 나와 있다.)

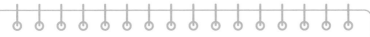

Case 1.
마음을 편하게 먹으니 당뇨 치료가 쉬워졌어요.

김○○(남, 54세) | 경기도 남양주시 거주 | 당뇨약 복용 안 함.

치료 후의 변화

1. 당화혈색소 낮아짐.(13.8% → 6.1%)

2. 수면의 질 개선됨.

3. 요당 정상화.

4. 입안마름증(구강건조증), 눈 침침함, 소변 거품 등 호전됨.

치료 이야기

　김○○ 님은 내원 당시 당화혈색소 13.8%로 혈당이 꽤 높았다. 평소 믹스커피를 달고 산다고 표현할 정도로 자주 마셨으며, 자정에 취침해 새벽 4시에 일어나는 수면 습관을 가지고 있었다. 오래전부터 스트레스를 받으면 얼굴이 붉어지고 열이 나는 증상도 보였다.

　한의학적 검사와 당뇨 관련 검사 결과 뇌에 열이 많은 체질에 요당이 4+였으며, 당뇨약은 아직 복용 전이었다. 당화혈색소가 13.8%로 당뇨가 심한 상태였으나 당뇨약에 의지한 수치 조절보다 한약을 통한 근본적인 치료를 받기 원했다.

치료 시작 후 2주가 경과했을 때, 내원 전 스트레스를 받으면 얼굴이 붉어지고 열이 오르던 증상과 두통, 가슴이 답답하던 증상이 사라졌다. 뇌열을 내리는 치료를 통해 무엇보다 얼굴 관련 증상이 많이 호전됐다.

수면 시간 또한 확연히 늘어났으며 수면의 질도 확실히 좋아졌다. 밤 10시 이전에 취침하고 아침 6시에 기상하여 7시간 이상 취침이 가능해졌다. 뇌열을 내리는 치료를 받은 환자들의 공통적인 이야기가 "수면의 질이 좋아졌다."는 것이다. 그만큼 뇌가 푹 쉴 수 있어 뇌가 포도당을 덜 필요로 하니 혈당도 자연스레 잡히게 된다.

당화혈색소가 높았던 환자여서 매달 수치를 체크하기로 했는데, 1개월 후 내원에서 측정한 것이 처음에 비해 무려 3.5%나 감소한 10.3%였다. 이 또한 뇌열을 잡는 치료가 유효했음을 보여준다.

다시 측정한 요당은 3+였고, 치료 시작 후 1개월 반이 지나고부터는 아예 요당이 나오지 않았다. 또 입안마름증이나 눈이 침침한 증상, 소변 거품 등도 거의 사라졌으며, 머리카락이 덜 빠지고 수면도 더 깊어졌다.

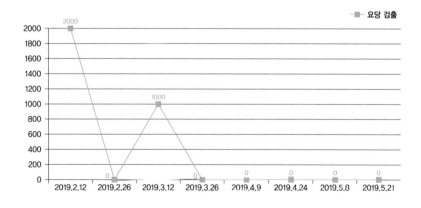

처음 내원 시 호소했던 모든 증상이 호전됐는데, 특히 당화혈색소는 정말 빠르게 잡혔다. 치료 시작 후 1개월이 지났을 때 10.3%였던 당화혈색소가 2개월 후 7.1%, 3개월 후 6.6% 그리고 4개월 후 6.1%로 떨어졌다.

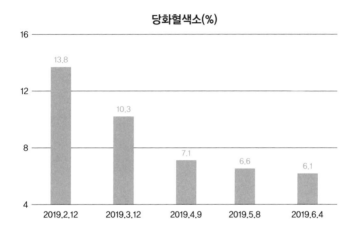

당화혈색소(%)

당뇨약 복용을 원치 않는 환자의 선택에 따라 당화혈색소가 정상 범위에 진입할 때까지 치료를 이어갈 예정이다.

당뇨 증상 없는 당뇨인이 늘어난 이유는 뭘까요?

당뇨약을 복용하지 않은 상태로 내원한 환자 사례를 보았습니다. 김○○ 님처럼 당뇨가 상당히 진행된 경우에는 이미 입안마름증, 눈 침침함 등의 증상이 나타나게 됩니다.

그런데 최근에는 아무 증상이 없는, 즉 무증상의 당뇨인이 늘어나고 있습니다. 그 이유가 무엇일까요?

그 이유를 살펴보기 전에 먼저 당뇨 증상에는 어떤 것이 있는지부터 요약해보 겠습니다.

당뇨 초기의 흔한 증상을 한마디로 표현하면 '삼다일소(三多一少)'라고 할 수 있 습니다. 세 가지는 많아서 문제이고 한 가지는 적어서 문제라는 뜻이죠.

많아서 문제인 삼다(三多)에는 '다뇨(多尿)', '다음(多飮)', '다식(多食)'이 속하는데 요. 이러한 증상은 바로 '요당'과 관련이 있습니다.(〈Part 1〉 p.47 참조)

'소변으로 나온 포도당'인 요당은 정상적인 상태라면 나오지 않아야 해요. 포도 당이 우리 몸에 필요한 영양분인 만큼 콩팥에서 재흡수돼 제대로 활용돼야 하 는데, 어떠한 이유로 빠져나가게 되면 다음의 증상들이 나타납니다. 우선 포도 당은 알갱이 형태로 혼자 빠져나갈 수 없기 때문에 물이 필요합니다. 물에 녹아 소변으로 나가게 되지요. 그러니 소변을 자주 보게 되는 것입니다.[다뇨(多尿)] 물이 자꾸 빠져나가고 이에 따른 삼투압현상도 생기다보니 물이 부족해 입이 마르게 되고요.[다음(多飮)] 몸에서 쓰여야 할 에너지원인 포도당이 소변으로 자꾸 빠져나가니 밥 먹고 뒤돌아서면 허기가 집니다.[다식(多食)]

적어서 문제인 한 가지, 즉 일소(一少)는 체중 감소입니다. 많이 먹는데도 에너 지원이 빠져나가니 살이 빠질 수밖에요.

이제 당뇨 초기라는 진단을 받은 많은 사람들이 이 삼다일소 증상을 느끼지 못 하는 이유를 알아볼까요? 바로 당뇨 진단 방법의 변화 때문입니다. 예전에는 요 당이 나오는 것으로 당뇨를 진단했어요. 요당이 나올 정도라면 혈당이 일정 수 치 이상 높아야 합니다. 혈당이 높아지니 그 결과 요당이 나오고 그 밖의 당뇨 관련 증상도 나타날 수밖에 없어요. 그런데 최근에는 혈관 속 포도당인 '혈당' 수치를 통해 당뇨를 진단하게 되니 요당이 생기기 전인 당뇨 초기에도 당뇨를 알아챌 수 있게 되었습니다. 그 결과 요당과 관련된 당뇨 증상들을 느끼지 못하 는 당뇨인이 늘어난 것이지요.

앞으로 소개할 사례 중에서도 요당이 나오기 전인 당뇨 초기의 무증상 사례가 있으니 눈여겨보면 도움이 될 것입니다.

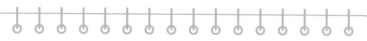

치료 후의 변화

1. 당화혈색소 낮아짐.(9.8% → 5.8%)

2. 수면의 질 40% 개선됨.

3. 당뇨발저림 완치됨.

치료 이야기

김○○ 님은 본원을 방문하기 1개월 전 진행한 건강검진에서 당화혈색소가 10.6%로 나와 당뇨 진단을 받은 30대의 젊은이다. 이른 나이에 당뇨가 발병하자 운동과 식이요법을 바로 시작했다. 이때 아침저녁을 선식만 먹었고, 그 결과 당뇨 진단 1개월 만에 14kg을 감량했다.

그렇게 홀로 노력하다 한방 치료를 받기 위해 내원했는데, 당시 당화혈색소는 9.8%로 아직은 갈 길이 멀었지만 당뇨약을 복용하지 않은 상태로 내원했기에 한방 치료에만 집중할 수 있었다.

이 환자의 가장 큰 문제는 간 기능 저하와 15년째 계속되는 불면증이었다. 특히 수면의 어려움을 호소했는데, 잠드는 데 보통 30분에서 1시간가량이 소요되고 새벽 2시까지 잠 못 드는 날이 많았다. 잠을 잘 자야 뇌가 쉴 수 있고 뇌가 잘 쉬어야 포도당 필요량이 줄어들어 혈당이 잡힌다. 그런데 불면증이 있으니 치료가 평균보다 길어질까 걱정이었다.

이에 간 기능 회복과 불면증 치료에 중점을 두고 한약을 처방했다. 한약은 하루 3회 복용하고, 무엇보다 수면을 취하는 것에 가장 공을 들이라고 당부했다.

처음 4개월은 치료가 원활하게 이루어졌다. 내원 당시 9.8%였던 당화혈색소는 1개월 후 7.6%, 2개월 후 6.2%, 4개월 반이 지나자 5.8%로 계속해서 낮아졌다. 이대로만 가면 5.6% 밑으로 내려가 완치 판정을 받을 수 있는 수치였다. 또한 처음 내원 시 호소했던 발저림 증상도 사라지고 불면증 역시 40% 정도 개선됐다.

그런데 이때부터 변수가 나타나기 시작했다.

치료 시작 후 4개월이 지나자 당화혈색소 수치는 낮아졌는데 일상생활에서 느끼는 당뇨 증상과 집에서 재는 혈당 수치는 악화됐다. 이전 검사에선 보이지 않던 요당이 4+까지 나오고, 공복혈당과 식후혈당이 높아졌다. 눈이 침침해지고 입안마름증도 심해졌다. 가뜩이나 불면증이 있는데 없었던 야간뇨까지 생겨 자는 도중 못해도 두 번은 일어나야 했다. 체중도 증가했다.

이에 환자에게 다시 식사 조절에 신경 쓰고 외식과 과식에 유의할 것을 당부했다. 한약 처방도 바꾸고 현재까지 치료 중인데, 야간뇨는 1회로 줄고 잠드는 데까지 걸리는 시간도 줄어들었다. 식후혈당이 낮아지고 있으며 입안마름증도 심했을 때에 비해 30~40% 줄었다. 당화혈색소는 5.8%까지 개선되었다가 조금씩 오르내리는 현상을 보이고 있다. 다행히 컨디션이 잡히기 시작했으니 심기일전하여 함께 치료에 힘쓰기로 했다.

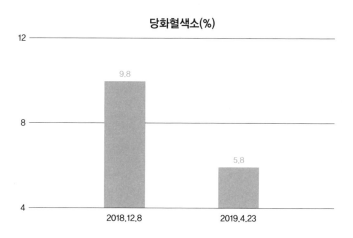

당화혈색소만 보면 5.8%로 거의 완치 직전까지 왔는데 혈당은 아직 높으니 고민이다. 두 수치 간 불균형의 원인을 살펴보면서 실제 혈당까지도 모두 낮아질 수 있도록 치료를 계속할 예정이다. 머지않아 혈당도 잡혀 안정적인 치료 효과를 볼 수 있기를 희망한다.

당화혈색소가 뭐길래!

당뇨인이라면 혈당 검사는 너무 익숙할 거예요. 3개월에 한 번씩 체크하는 당화혈색소 검사도 해봤을 거고요. 그런데 당화혈색소는 정확히 무엇을 말하는 거고, 왜 3개월에 한 번씩 검사하는 걸까요? 검사 결과 일러주는 수치를 대략적으로 알고는 있겠지만, 이는 당뇨인에게 매우 중요한 개념인 만큼 이번 기회에 자세히 알아보도록 할게요.

지금껏 말해온 '당화혈색소'는 과연 무슨 뜻일까요? 'HbA1c'라고도 쓰는데 그중 Hb는 혈색소 또는 헤모글로빈을 의미해요. 산소를 운반하는 적혈구 내부의 단백질이지요. '당화'는 이 혈색소가 포도당과 결합하는 것을 말합니다. 혈색소가 포도당'화'되었다는 뜻이에요. 말 그대로 당화혈색소는 포도당과 결합된 혈색소(헤모글로빈)를 말하겠죠?

혈색소가 포도당과 얼마나 결합됐는지는 '%'로 나타냅니다. 포도당과 더 많이 결합될수록 %가 높아지죠. 따라서 당화혈색소 수치 6%보다는 7%가, 7%보다는 8%가 포도당과 더 많이 결합됐다는 것을 의미하고, 그만큼 당뇨가 더 심하다는 뜻이기도 합니다.

그렇다면 당화혈색소를 보통 3개월에 한 번씩 검사하는 이유는 무엇일까요? 이는 적혈구의 수명이 4개월 정도이기 때문입니다. 따라서 3개월에 한 번 검사를 하면 지난 3개월의 평균적인 혈당 수치를 파악할 수 있습니다. 이 말은, 적어도 3개월이 지나야 당화혈색소 수치가 '유의미하게' 바뀐다는 뜻입니다. 최근에 스스로 당뇨 치료를 위해 노력했다고 해도 당화혈색소 결과에 반영되려면 적어도 3개월이 지나야만 수치에 반영된다는 뜻이죠.

당화혈색소 수치와 혈당 수치는 어떻게 매치해야 할까요? 일반적으로 다음의 표를 참고하면 됩니다. 당화혈색소 6%는 혈당 135mg/dL, 당화혈색소 7%는 혈당 170mg/dL, 당화혈색소 8%는 혈당 205mg/dL, 당화혈색소 9%는 혈당 240mg/dL, 당화혈색소 10%는 혈당 275mg/dL 정도로 보면 됩니다. 즉 당화혈색소가 1% 높아질 때마다 혈당은 35mg/dL 정도씩 높아지는 것이지요. 이렇게 당화혈색소 수치만으로도 본인의 혈당을 유추할 수 있는데요. 만약 당화혈색소가 7.5%라고 한다면 혈당 수치는 185mg/dL 징도라고 생각하면 됩니다. 물론, 이 둘의 균형이 맞는 정상적인 경우에 말이에요.

당화혈색소(%)	6	7	8	9	10	11	12
평균 혈장 혈당(mg/dL)	135	170	205	240	275	310	345

당뇨인에게 당화혈색소가 중요한 이유는 매 순간 변하는 혈당에 비해 당화혈색소는 일정한 수치를 유지하기 때문입니다.

혈당은 어떤 음식을 먹었는지, 먹은 지 얼마나 됐는지에 따라, 또 운동이나 활동을 얼마나 해서 혈당이 얼마만큼 소모됐는지 등등에 따라 자꾸 바뀝니다. 지금 이 순간에도 나의 혈당 수치는 변하고 있지요.

반면 당화혈색소는 최근 3개월 동안의 평균 혈당 수치를 보여주기 때문에 그 숫자를 비교적 신뢰할 수 있습니다. 앞서 말한 대로 3개월에 한 번 측정한 수치가 유효한 것이죠.

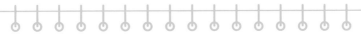

당뇨 때문에 주변에서 힘들게 해요.

김○○(여, 30세) | 대전시 유성구 거주 | 당뇨약 복용 안 함.

치료 후의 변화

1. 당화혈색소 낮아짐.(11.2% → 8.7%)

2. 수면의 질 개선됨.

3 소변 거품 줄어듦.

치료 이야기

김○○ 님과의 첫 만남은 유독 기억에 남는다. 내원 전 통화에서 당뇨 진단을 받은 데 대한 걱정과 불안감이 고스란히 전해졌다. 얼마 후 내원해 마주 보며 이야기를 나누던 중 결국 울음을 터뜨려 마음이 많이 아팠던 기억이 난다.

평소 나름의 의학적 지식을 갖고 있던 환자는 당뇨가 얼마나 무서운 질환인지를 알고 있었고 그 지식을 토대로 당뇨는 치료가 불가능하며 그저 약으로 관리할 수밖에 없는 불치병으로 여기고 있었다. 그래서 일반적인 양방 치료 말고 다른 방법으로 당뇨에 접근하고자 본원을 찾은 것이다. 생소하지만 한의학적 치료에 희망을 걸고.

처음 내원 당시 당화혈색소는 11.2%, 요당과 단백뇨 모두 4+였다. 또한 당뇨발저림 증상이 있었는데, 누웠다가 앉으면 혈액이 아래로 쏠리는 느낌이 들고 오래 걸으면 발이 저리다고 했다.

한의학적으로 심장 기능이 약하다고 판단하여 이에 맞는 한약을 처방했다.

2주 후 다시 내원한 환자와 그간의 증상을 상담한 결과 당뇨발저림이 처음에 비해 70~80% 감소했음을 알 수 있었다. 한약 복용을 시작한 지 2~3일째에는 소변 거품이 줄었고, 이전에는 잠이 푹 들 때까지 2시간 정도가 필요했는데 지금은 누우면 바로 잠이 든다고 했다. 심장 기능이 강화되면 무엇보다 수면의 질이 좋아지기에 당연한 결과라 할 수 있다.

치료 시작 후 2개월이 지났을 때 당화혈색소는 8.7%. 3개월 평균 혈당 수치를 보여주는 당화혈색소가 2개월 만에 낮아졌으니 앞으로 더욱 안정될 것으로 기대됐다.

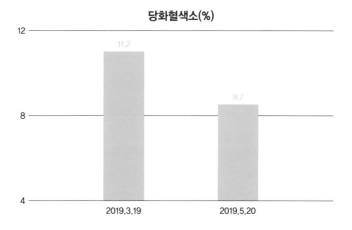

이처럼 인슐린 주사와 당뇨약, 그 어떤 도움도 없이 한약 치료만으로 당화혈색소를 낮췄고(11.2% → 8.7%) 소변 거품도 절반 이상 줄었지만 아직도 환자는 우울해했다. 이야기를 들어보니 주변에서 한방 치료에 대해 매우 부정적인 시각으로 바라보면서 인슐린 주사나 당뇨약에 의한 양방 치료를 강하게 권한다고 했다. 한방 치료의 효과를 스스로 느끼면서도 주변의 분분한 조언들로 인해 의지를 확고히 하기 힘든 상태인 듯했다.

지금도 가끔 이 환자가 생각난다. 개인적인 이유로 잠시 치료를 중단해야겠다는 연락을 해온 후로 아직 다시 만나지 못하고 있다. 첫 만남부터 유난히 마음이 쓰이던 환자이고, 당뇨약을 복용하기엔 아직 이른 나이라는 생각이 들어 걱정이 앞선다. 부디 생활습관 교정을 통해 당뇨를 극복했기를 바란다.

당뇨인의 숙적인 스트레스가 혈당까지 높여요.

당뇨 하나만으로도 우리 몸은 상당히 피곤합니다. 그런데 여기에 스트레스까지 더해진다면 환자의 마음이 병드는 것은 물론, 당뇨 증상도 더욱 악화될 수밖에 없지요.

우리 몸은 스트레스를 받으면 코르티솔과 아드레날린 같은 호르몬 분비가 증가하는데요. 이 두 가지 호르몬 모두 혈당을 높이는 작용을 합니다. 스트레스가 왜 혈당을 높이는지를 이해하기 위해 '코르티솔'과 '아드레날린'에 대해 알아야겠죠? 앞서 '공복혈당을 높이는 이유'를 설명하며(〈Part 1〉, p.45 참조) 잠시 언급했는데 다시 확인해볼게요.

아드레날린은 교감신경 관련 호르몬이에요. 교감신경은 신체가 위급한 상황에 대처하도록 하는 신경인데요. 긴장하거나 흥분할 때 활성화됩니다. 예를 들어, 산속에서 멧돼지를 만났다고 가정해봐요. 어떻게 될까요? 동공이 커지고 손에는 땀이 나면서 심장이 빨리 뛰고 침이 마르겠죠. 소화도 안 돼 속이 쓰리거나 몹시 얹힌 것 같을 거예요. 이 모두가 바로 교감신경에 의한 증상입니다.

즉 외부의 적에 맞서 긴장 상태와 각성 상태를 유지할 수 있도록 돕는 호르몬이 아드레날린입니다. 이 호르몬 덕분에 신체의 집중력과 기억력도 높아지고요. 여기서 기억할 것은 아드레날린 분비가 활발해지면 에너지원인 혈중 포도당, 즉 혈당이 높아진다는 사실입니다.

그럼 코르티솔은 어떤 호르몬일까요? 콩팥의 부신피질에서 분비되는 호르몬으로 '스트레스 호르몬'이라고도 부릅니다. 스트레스를 받을 때 분비량이 증가하기 때문이지요. 우리가 스트레스를 받으면 심장이 빨리 뛰고 눈시울이 붉어지는 증상 등이 생기는데요. 바로 코르티솔 호르몬 때문입니다.

아드레날린과 마찬가지로 코르티솔 또한 외부의 스트레스와 같은 자극에 맞서 몸이 최대의 에너지를 만들 수 있도록 돕는데, 이 과정에서 혈중 포도당의 수치를 높게 됩니다. 즉 스트레스를 받아 코르티솔이 분비되면 혈당이 높아지는 것이죠.

따라서 우리가 스트레스를 극심하게 받아 아드레날린과 코르티솔이 과도하게 분비되면 음식을 먹지 않아도 혈당이 상승하게 됩니다. 스트레스를 지속적으로 받으면 어떻게 될까요? 일시적이 아니라 만성 스트레스로 이어지면 이러한 호르몬 수치 역시 만성적으로 높은 상태가 되고 이로 인해 혈당도 높아져 결국 당뇨로 발전합니다. 당뇨를 관리하고 치료하려면 스트레스에 대한 관리와 예방 또한 필요한 것입니다. 마음을 편히 가지고 치료에 임하도록 하고, 주위에서도 긍정적인 시선으로 격려하는 것이 무엇보다 중요하지요.

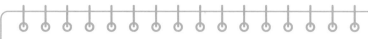

Case 4.

당뇨와 혈압 모두 좋아졌어요.

김○○(여, 40세) | 경기도 고양시 거주 | 당뇨약 복용 안 함.

치료 후의 변화

1. 당화혈색소 정상화.(6.0% → 5.1%)

2. 맥박수 정상화.(106회, 114회 → 77회, 78회)

3. 혈압 안정화.(159/99mmHg → 130/87mmHg)

치료 이야기

어린 자녀 2명을 데리고 내원한 40대 초반의 김○○ 님은 상담 시 혈압과 당뇨가 있다고 했다. 혈압은 159/99mmHg, 당화혈색소는 6.0%이고 혈압약과 당뇨약은 아직 복용하지 않은 상황이었다. 혈압은 집에서 측정한 것보다 병원에서 측정할 때 더 높게 나오는 경향이 있었는데, 이는 '백의고혈압'이라 부르는 현상으로, 하얀 의사 가운을 보면 긴장해서 자연스레 혈압이 올라가기 때문이다. 아직 당뇨약 복용 전의 초기 환자이므로 혈압도 당뇨도 얼른 잡기로 다짐하며 치료를 시작했다.

치료 초기에는 하루걸러 한 번씩 상담 전화를 걸어왔다. 계단을 올라 집에 들어서자마자 혈압을 쟀는데 혈압이 높았다, 혈압이 높으면 신장이 망가진다는데 걱정된다 등의 내용이었다.

다시 내원했을 때, 그간 혈압과 혈당을 낮추려고 탄수화물 섭취를 너무 줄인 나머지 소변 검사에서 케톤이 3+가 나왔다. 우리 몸은 포도 당을 제1 에너지원으로 사용하는데, 포도당 섭취가 부족해지면 지방 을 분해해 지방산을 에너지원으로 사용하게 되고, 그 과정에서 '케톤' 이 발생한다. 그런데 케톤이 너무 많이 쌓이면 케톤산혈증이 생기게 되고 이로 인해 응급 상황이 올 수 있으므로 당뇨인이라면 소변검사에 서 케톤이 검출될 정도로 탄수화물 섭취를 줄이는 것은 좋지 않다.

꾸준한 치료와 상담을 통해 자신의 몸에 대해 알아가면서 환자의 얼굴도 마음도 점점 편안해지는 것을 느낄 수 있었다. 불안해서 하루 에 수차례 재던 혈압도 이제는 안정권에 들어 거의 잊고 산다고 했다. 내원 초기에 맥박수가 106회, 114회였는데 77회, 78회의 정상 범위에 진입했다. 식단은 한식 위주로 구성해 꾸준히 유지하고 있다.

치료 시작 후 2개월이 지났을 때 당화혈색소는 5.1%로 완전히 정상 을 찾았다. 혈압은 130/87mmHg로 아직 약간 높았고, 맥박수는 78회 였다. 백의고혈압을 감안하면 혈압도 정상인 셈이다.

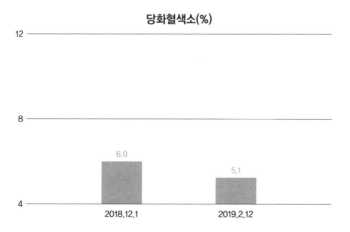

당화혈색소(%)

12

8

6.0
5.1

4

2018.12.1   2019.2.12

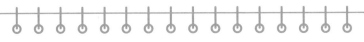

Case 5.
어머니와 아들이 함께 당뇨를 극복했어요.
어머니 : 남○○(여, 54세) | 충청북도 천안시 거주 | 당뇨약 복용 안 함.
아들 : 최○(남, 29세) | 중국 거주 | 당뇨약 복용 안 함.

치료 후의 변화

1. 어머니 당화혈색소 정상화.(6.4% → 5.3%)

2. 아들 당화혈색소 낮아짐.(10.2% → 5.9%)

치료 이야기

어머니 남○○ 님의 경우 직업 특성상 취침 시간이 늦고 일이 많아 몸을 제대로 챙기지 못했다. 병원에서 당뇨전단계 진단을 받고 나서야 근무시간을 줄여야 하나 고민이 되어 우선 한방으로 치료를 해보고자 내원했다.

평소 상처가 잘 아물지 않고 피부가 거칠고 온몸이 가려울 때가 있으며, 눈이 뻑뻑하고 아픈 증상이 있었다. 밤이 되면 혓바닥이 빡빡해지는 느낌도 있었고, 잠이 드는 데 1시간이 걸리고 중간에 깨면 다시 잠들기 힘들어 토끼잠을 자듯 조금씩 자고 깨는 습관이 있었다.

최근에는 입안마름증이 심해지고 야간뇨를 2회 정도 봤다. 검사 결과 혈뇨와 단백뇨가 각각 1+씩 나왔는데, 혈뇨는 집안 내력이었다. 친동생도 혈뇨가 있으며, 아들 최○ 님의 경우 유치원 때부터 검사상 혈뇨가 나왔다. 이로 보아 가족이 선천적 혈뇨가 있음을 알 수 있었다. 위의 모든 증상이 당뇨 때문이라 할 수는 없지만 우선 치료하면서 살펴보기로 했다.

한약 처방을 하고 2주 후 다시 내원한 남○○ 님은 그간 컨디션이 많이 회복되어 있었다. 우선 입안마름증이 없어졌고, 눈이 뻑뻑하고 아픈 증상은 60%가 완화됐다.

수면의 질이 좋아져 첫잠 드는 것이 수월해졌고, 야간뇨 때문에 깨더라도 다시 잠들기가 조금 편해졌다.

치료 시작 후 1개월 반이 지나자 첫 내원 시 호소했던 증상들이 많이 완화되었다. 특히 가족력이라 치료가 쉽지 않아 보였던 혈뇨가 없어졌고, 피부 가려움과 얼굴에 열 오르는 것도 사라졌다. 혓바닥이 뻑뻑한 느낌도 거의 없어졌다. 입안마름증은 80~90% 완화됐고, 수면의 질도 더 좋아져 다시 잠들기가 무척 편해졌다. 소화 기능 또한 많이 호전됐다.

무엇보다 중요한 당화혈색소가 정상 범위로 낮아졌다. 처음 내원 시 6.4%에서 치료 1개월 반 만에 5.5%까지 낮아진 것이다. 당화혈색소가 5.6% 이하이니 이제 더 이상 당뇨라고 할 수 없다.

치료 시작 후 3개월이 지났을 때 당화혈색소를 측정하니 5.3%가 나왔다. 지난번 검사 결과인 5.5%보다 더 낮아진 수치다. 수면의 질도 더욱 좋아져 일상이 편안해졌다. 당뇨도 완치가 가능하다는 것을 환자도 의사도 알게 된 의미 있는 사례이다. 앞으로는 재발하는 일이 없도록 생활습관을 관리하고 한식 위주의 식사를 할 것을 권했다.

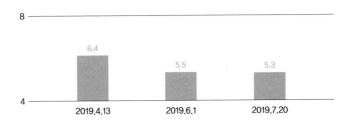

당화혈색소(%)

2019.4.13	2019.6.1	2019.7.20
6.4	5.5	5.3

아들 최○ 님 역시 당뇨로 본원에서 한약 치료를 시작했다. 중국에서 생활하는 거주지 특성상 초기에는 내원해서 검사를 받고 이후에는 어머니가 내원할 때마다 휴대전화 애플리케이션을 통해 영상 통화로 진료를 했다.

초기 내원 당시에는 당화혈색소가 10.2%로 어머니보다 높은 수치를 보였다. 소변 거품이 많았고 입안마름증도 심했는데 치료하면서 소변 거품은 80%가 소멸되고 입안마름증도 60~70% 가까이 줄었다. 치료 효과가 빠르게 나타난 사례이다. 공복혈당은 최근 122mg/dL까지 줄어 당뇨 관련 증상과 혈당 모두 호전되는 중임을 알 수 있다.

중국 현지에서 당화혈색소를 측정한 결과 수치가 5.9%였다. 치료를 시작할 때 10.2%였으니 3개월 만에 무려 4.3%가 떨어진 것이다. 5.6% 이하면 정상이니, 고지가 얼마 남지 않았다는 생각으로 한약 치료를 이어가며 완치를 기대하고 있다.

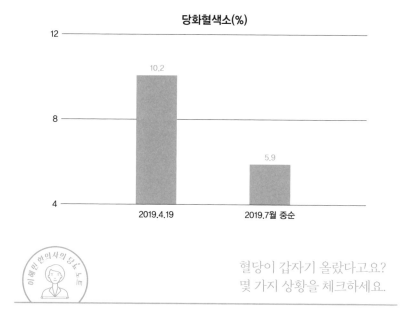

당화혈색소(%)

	2019.4.19	2019.7월 중순
	10.2	5.9

혈당이 갑자기 올랐다고요?
몇 가지 상황을 체크하세요.

혈당을 재보면 평소보다 높은 날이 있고 낮은 날이 있습니다. 생활 패턴은 바뀐 것이 없는데 왜 그런지 도무지 이해가 되지 않는 순간이지요. 갑자기 혈당을 높이는 원인에는 어떤 것들이 있을까요?

혈당이 오르고 내리는 변화와 그 이유를 파악하려면 우선 혈당을 꾸준히 기록해야 합니다. 혈당을 기록할 때에는 공복혈당 얼마, 식후 2시간 지나서 혈당 얼마 하는 식으로 체크하되 시간도 함께 기록하여 각 시간대별로 혈당을 구분하는 게 좋습니다.

인슐린 주사를 맞고 있는 경우에는 약물명과 용량까지 적어두도록 합니다. 인슐린 주사의 경우 일반 당뇨약과 달리 혈당 수치에 따라 주사 용량을 조절하기 때문입니다.

끝으로 본인의 일상생활을 기록하기를 권합니다. 예를 들어 감기에 걸렸을 때,

중국요리나 피자, 통닭 등 특별히 기름진 음식을 먹었을 때, 전날 과음을 했거나 누군가와 다툼이 있었을 때에도 적어두세요. 음식, 음주, 정신적 스트레스, 질병 등에 관한 기록은 혈당이 변화하는 원인과 혈당의 흐름을 파악하는 데 유용한 단서가 됩니다.

자, 그럼 이제부터는 혈당이 갑자기 변화하는 이유를 고민해볼까요? 어떤 경우에 혈당 수치가 평소보다 높아질까요?

첫째, 음식을 살펴보겠습니다. 곡류나 과일 등 탄수화물을 과도하게 섭취했을 때, 특히 과자, 사탕, 탄산음료, 초콜릿 등의 단순당을 많이 먹었을 때 혈당이 높아질 수 있고요. 고기, 두부, 생선 등의 고단백 및 고지방 음식도 서서히 혈당을 높일 수 있습니다. 따라서 탄수화물, 단백질, 지방 세 가지를 적절히 섭취하는 것이 중요합니다.

둘째, 운동량이나 운동 시간을 파악해야 합니다. 평소보다 운동량이나 운동 시간이 줄었는지 확인하세요.

셋째, 감기, 비염, 설사, 치통 등으로 몸 상태가 안 좋은지도 체크해보세요. 몸에 질병이 있으면 스트레스 호르몬의 영향으로 혈당이 높아질 수 있습니다. 마찬가지 이유로 육체적 혹은 정신적인 피로감, 스트레스 등에 시달려도 혈당이 높아질 수 있으니 신경 써야 합니다.

넷째, 복용약을 살펴야 하는데요. 당뇨약 복용을 깜빡했다거나 인슐린 주사 용량을 줄였다거나 하면 혈당은 자연히 높아지게 됩니다. 당뇨 외의 질환을 치료하기 위해 복용하는 약 중 스테로이드, 결핵약, 콧물약 등도 혈당에 영향을 미칠 수 있다는 점을 기억하고 유의하세요.

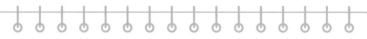

치료 후의 변화

1. 당화혈색소 정상화.(6.25% → 5.5%)

2. 고지혈증약 중단함.(2알 → 0)

3. 고지혈증 관련 수치 정상화.

치료 이야기

하○○ 님은 고혈압약을 2년 전부터, 고지혈증약은 1년 전부터 복용하고 있었다. 두 가지 약을 처방받기 위해 정기적으로 병원을 방문하던 중, 당뇨전단계 진단을 받았다. 아직 40대인데 고혈압, 고지혈증에다 당뇨까지 진단받고 보니, 이미 양방으로 관리 중인 병들은 어쩔 수 없더라도 당뇨만은 양방 치료 전 한약으로 좋아지게 할 수 없을까 하는 마음에 본원을 찾았다.

내원 시 가져온 병원 혈액검사 결과를 보니 공복혈당 111mg/dL, 당화혈색소 6.25%였으며, 크레아티닌 수치가 1.26mg/dL로 정상 범위보다 약간 높았다.

한의학적 진단을 통해 간 기능 저하로 인한 대사 문제라고 판단, 이에 맞는 한약을 처방했다.

환자는 당뇨전단계 진단을 받고부터 밀가루를 끊었으며 한식 위주의 식사만 했다. 또한 주 3~4회, 30분 이상 운동도 꾸준히 했다.

치료 시작 후 1개월 남짓 지나자 혈압이 잡히는 듯했는데, 간헐적으로 기립성 저혈압 증상이 발생하기도 했다. 이에 해당 내과에서 기존 혈압약의 80% 정도 세기로 혈압약을 재처방받았다.

한약 치료 3개월이 경과한 시점에 병원에서 다시 혈액검사를 했다. 총콜레스테롤 수치가 201mg/dL(200mg/dL 미만이 정상이다.)인 것을 제외하고는 당화혈색소가 5.5%, 공복혈당이 89mg/dL, 크레아티닌 수치도 1.05mg/dL로 모두 정상이었다. 처음 진료를 시작할 때 당화혈색소가 6.25%로 당뇨전단계 상태였는데 5.5%로 내려왔으니 정상 범위에 들어간 것이다. 한약 치료를 하면서 동시에 생활습관 교정을 제대로 한다면 당뇨 치료 효과가 정말 빨리 나타날 수 있음을 보여준 경우였다.

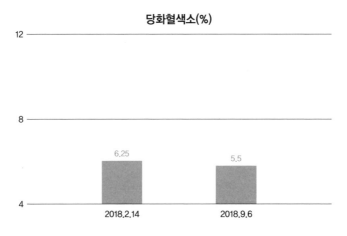

당화혈색소(%)

최근 들어 고지혈증 대신 '이상지질혈증'이라는 용어를 사용하는 경우가 많아졌죠. 고지혈증은 뭐고 이상지질혈증은 뭘까요? 둘은 어떻게 다를까요?

'고지혈증(高脂血症)'의 한자를 풀이해보면 '혈액 속에 지방 성분이 정상보다 많은 상태'라는 뜻입니다. 혈액 속에 지방 성분이 많다고 해서 지금 당장 문제가 생기는 건 아니지만 이 지방이 점차 혈액의 흐름을 방해해 결국 동맥경화나 뇌졸중, 심근경색, 협심증 등의 심혈관질환이 악화될 수 있는 요주의 증상입니다.

혈액 속에 들어 있는 지방은 크게 네 가지로 나뉘는데요. 총콜레스테롤, HDL 콜레스테롤, LDL 콜레스테롤, 중성지방이 그것입니다. '콜레스테롤' 하면 무슨 생각이 드시나요? 콜레스테롤은 몸에 나쁘다는 이야기를 하도 많이 들어서 아마 부정적인 이미지부터 떠오르실 거예요. 하지만 콜레스테롤을 가지고 우리 몸에 꼭 필요한 세포나 호르몬을 만들기도 하므로, 너무 과도하면 문제가 되지만 적당한 콜레스테롤은 꼭 필요합니다.

네 가지 콜레스테롤 중 HDL 콜레스테롤과 LDL 콜레스테롤부터 살펴볼게요. HDL은 'High Density Lipoprotein'의 약자로 '고밀도지단백'이라 하고 LDL은 'Low Density Lipoprotein'으로 '저밀도지단백'이라 합니다. 콜레스테롤이 고밀도지단백이라는 물질에 실려 돌아다니면 HDL 콜레스테롤이라 하고 저밀도지단백에 실려 돌아다니면 LDL 콜레스테롤이라고 하는 거예요. HDL 콜레스테롤은 흔히 '좋은 콜레스테롤'이라고 부르는데, 이유는 혈액 속 콜레스테롤을 간으로 운반하는 역할을 해서 혈액 속 콜레스테롤 양이 줄어들기 때문이에요. 이에 비해 LDL 콜레스테롤은 '나쁜 콜레스테롤'이라고 하지요. 콜레스테롤을 간에서 혈액으로 운반하는 역할을 해서 혈액 속 콜레스테롤 양이 증가하기 때문입니다. 물론 단순히 이런 이유로 '좋은 콜레스테롤'과 '나쁜 콜레스테롤'로 나누기는 이상하지만, 더 자세하게 들어가면 내용이 복잡해지니 이렇게 알고 넘어가도록 할 게요.

그리고 또 다른 콜레스테롤인 중성지방은 우리가 평소에 음식을 과잉 섭취했을 때 생성되는 것이라고 이해하면 됩니다.

마지막으로 총콜레스테롤이 있는데요. 세 가지 요소인 HDL 콜레스테롤, LDL 콜레스테롤, 중성지방을 구별하지 않고 그 총량을 잰 것을 말합니다.

고지혈증을 진단할 때는 네 가지 수치를 모두 고려하게 됩니다. 그중 총콜레스테롤, LDL 콜레스테롤, 중성지방은 수치가 높을수록 문제가 되지만, HDL 콜레스테롤은 수치가 낮을 때 문제가 되는 것을 알 수 있습니다.

여기서 짚고 갈 것이 '이상지질혈증'이라는 용어인데요. 콜레스테롤이라고 모두 다 높아서 문제인 것은 아니니 무조건 '고'지혈증이라고 부를 수 없게 됐죠. 그러니 이제부터는 이상지질혈증이라는 말도 알아두고 콜레스테롤에 관심을 가져보세요. 콜레스테롤이 쌓여 혈액 속 수치에 문제가 생기기 전에 식습관, 운동 습관 등을 잘 관리하여 몸을 건강하게 유지하는 것이야말로 내 몸에 대한 최소한의 예의입니다.

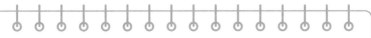

Case 7.
당뇨와 어지럼증 치료를 동시에!

강○○(남, 47세) | 서울시 성북구 거주 | 당뇨약 복용 안 함.

치료 후의 변화

1. 당화혈색소 낮아짐.(6.5% → 5.7%)

2. 어지럼증 완화됨.

치료 이야기

당뇨와 어지럼증을 함께 치료하고자 내원한 강○○ 님의 사례이다.

내원 당시 당화혈색소 6.5%로 혈당은 아주 높지 않았으나 지속적으로 당화혈색소가 높아지고 있어 초기에 치료하기를 원했다. 또 한 가지는 어지럼증이었는데, 이석증을 의심했으나 병원 검사에서는 이상이 없었다. 일어날 때 어지러운 증상이 나타났는데 기립성 저혈압으로 보였다. 배가 고플 때도 어지럽다고 했는데 이는 저혈당 문제로 보였고, 밥을 먹고 나면 더 어지럽다는 이야기를 들으니 소화 기능도 떨어진 것으로 판단됐다.

이처럼 다양한 원인의 어지럼증을 호소하며 내원한 환자의 증상들을 각각 하나씩 별도로 접근해 치료해보기로 했다.

치료 시작 후 2주가 지났을 때 세 가지 어지럼증 모두 절반 정도로 감소했다. 또 환자의 노력으로 체중도 2주 만에 1~1.5kg을 감량했다.

치료 시작 후 1개월 반이 지나서는 혈압약을 2~4일에 한 번씩만 복용했다. 혈압약의 강도를 줄이면 기립성 저혈압 증상이 완화될 수 있는데, 이 환자의 경우도 기립 시 어지럼증의 60~70%가 완화됐다.

치료 시작 후 2개월이 지나 당화혈색소를 측정하니 5.7%로 내려간 것을 확인할 수 있었다. 기립 시 어지럼증도 70~80% 개선됐고, 식전 저혈당 증상은 70% 완화됐다. 식사 후 어지럼증은 이제 없으며 띵한 느낌만 남았다고 했다.

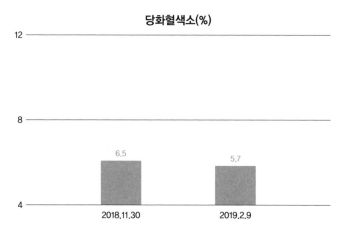

당화혈색소(%)

당화혈색소가 거의 정상 범위까지 낮아졌으니 이제 당뇨 치료는 종결하기로 했다. 다만 식후 어지럼증이 약간 남았고 자율신경 불균형 증상이 있어 환자가 원하는 대로 한약 치료를 좀 더 해보기로 했다. 소화 기능을 강화하면서 면역력을 증강시켜 자율신경을 안정화하는 한약이 필요하기 때문이다. 당뇨를 이겨낸 것처럼 남은 증상들도 거뜬히 회복되기를 바란다.

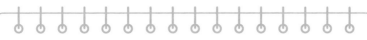

치료 후의 변화

1. 당화혈색소 낮아짐.(8.7% → 6.2%)

2. 수면의 질이 70% 이상 개선됨.

치료 이야기

유○○ 님은 당뇨 초기 환자였다. 당뇨 진단을 받은 지 얼마 되지 않았고 당뇨약도 복용하지 않은 상태로 내원했다. 당화혈색소는 8.7%로 10%를 넘지 않으니 당뇨 완치를 위한 치료 기간을 3개월에서 6개월 정도로 잡았다.

한의학적으로 간 기능이 저하된 상태였고, 무엇보다 큰 문제는 '수면'이었다. 원래 고민이 있어도 잠은 잘 잤는데 3~4년 전부터 이틀은 못 자고 하루는 잘 자는 패턴이 생겼고, 잠드는 데까지 30분 정도가 걸린다고 했다. 중간에 깨면 다시 잠드는 데 1시간 정도가 걸리고 일주일에 한 번 꼴로 아예 밤을 새기도 한다고 호소했다.

이처럼 간 기능이 떨어지고 불면에 시달리면 공복혈당이 식후혈당보다 늦게 잡힌다. 공복혈당은 간과 수면 모두 좋아져야 개선되기 때문이다.

내원 당시 1~2년 전부터 시작된 손끝 저림 증상도 호소했는데 당뇨로 인한 저림일까봐 걱정하고 있었다. 하지만 당뇨합병증이 당뇨 초기부터 나타나기 어려워 여러 항목의 문진과 팔렌 검사를 해보니 '수근관증후군'이었다. 평소 일할 때 같은 동작을 반복하면서 손바닥의 인대가 두꺼워져 손가락까지 가는 신경이 눌린 것이다. 이는 도침 치료로 해결하기로 했다. 실제로 수근관증후군은 도침 치료 4~5회 만에 호전됐다.

　치료 시작 후 2주가 지났을 때 공복혈당이 140mg/dL이던 것이 120mg/dL, 127mg/dL 정도로 살짝 낮아졌다. 잠을 잘 때 축축할 정도로 땀이 많이 나던 것도 없어졌다. 3~4년이나 된 불면이 2주 만에 호전반응을 보이기 시작해 더욱 느낌이 좋았다.

　이후로 수면이 조금씩 더 좋아졌다. 밤을 새는 일은 없어졌고 잘 때 땀도 거의 나지 않았다. 중간에 깨면 다시 잠드는 데 걸리는 시간이 줄고, 한번 잠들었을 때의 수면 시간도 점점 길어져 치료 2개월 후에는 하루 4시간 이상씩 수면을 취한다고 했다.

　처음 내원 시 8.7%였던 당화혈색소는 2%가 내려가 6.7%가 되었다. 2개월 만에 2%가 잡힌 것이다. 공복혈당 115mg/dL, 117mg/dL 등으로 어느 경우이든 120mg/dL 이하로 내려왔다. 간과 수면이 좋지 않아 공복혈당이 더디게 잡힐 것 같던 처음 우려와 달리 빠르게 좋아지고 있어 다행스러웠다.

　간 기능을 회복시키는 한약 치료도 계속 이어나갔다. 잠은 더 깊어져 한 번에 취하는 수면 시간이 5시간 이상으로 늘었다. 간 기능이 회복되면서 몸의 시스템과 균형이 잡히고 이로 인해 이유 없이 찾아들던 불면증까지 개선됐다.

치료 시작 후 5개월이 지났을 때는 당화혈색소가 6.2%까지 내려갔다. 수면의 질도 꾸준히 개선되고 있기에 앞으로의 치료도 기대해본다.

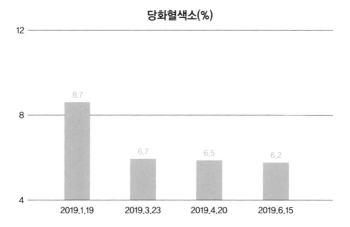

당화혈색소(%)

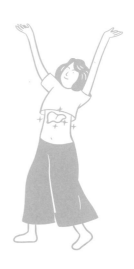

2

이미 당뇨약 복용을 시작했다고 좌절하지 마세요!

- 당뇨약과 인슐린을 이겨내다

첫 번째 치료 사례 그룹에서는 당뇨약을 복용하기 전, 당뇨 진단 초기 환자의 치료 사례를 살펴봤다.

두 번째 그룹에서는 당뇨약을 복용한 상태로 한의원을 찾은 경우를 살펴보자. 당뇨약 복용을 시작한 지 얼마 안 되는 환자부터 혈당 조절이 어려워 인슐린 주사를 맞고 있는 환자까지 다양하다.

당뇨약을 복용하는 당뇨인이 한의학적 치료를 받는 이유는 크게 두 가지다. 당뇨약을 끊고 싶은 경우가 하나, 당뇨약을 오래 복용했음에도 혈당이 잡히지 않아 단지 혈당을 정상화시키는 것이 목표인 경우가 또 하나이다.

다음 사례들을 살펴보면서 한방 당뇨 치료 가능성을 확인하고 당뇨에 대한 섣부른 선입견을 버리는 계기가 되기를 바란다.

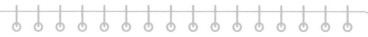

Case 1.
당화혈색소 10.1%, 당뇨약 끊고 완치까지 딱 4개월 걸렸습니다.

고○○ (남, 53세) | 제주특별자치도 제주시 거주 | 당뇨약 복용 10일째에 내원함.

치료 후의 변화

1. 당화혈색소 정상화.(10.1% → 5.6%)

2. 당뇨약 중단함.(1알 → 0)

치료 이야기

멀리 제주도에서 찾아온 고○○ 님은 당뇨약에 의지해야 하는 치료가 싫어서 본원의 문을 두드렸다. 내원하기 보름 전 당뇨 진단을 받고 바로 약을 복용하기 시작했으나 앞으로 평생 약을 먹어야 할지도 모른다는 생각이 들어 진단 초기부터 다른 치료법을 모색하기로 마음먹은 터였다. 환자의 목표는 당뇨 완치다.

내원 당시의 당화혈색소는 10.1%로, 병원에서 당뇨약 2알을 처방받는데 주로 저녁에 저혈당 증상이 나타나서 저녁 약은 끊었다고 했다. 결국 당뇨약 1알을 복용 중인 상태였다. 그런데도 종종 저혈당 증상이 나타났고, 설상가상으로 식사량이 너무 적고 불규칙적인 데다 운동을 격하게 하는 등 여러 가지로 몸에 무리가 가해지는 상황이었다.

치료 시작 후 20일 만에 다시 내원했을 때 환자의 당화혈색소는

8.3%로, 첫 내원 시 10.1%보다 1.8%가 낮아졌다. 정말 빠른 변화였다. 이는 운동과 식이요법을 병행했기 때문인데 너무 무리할 경우 이를 지속하기 어려우니 적절한 선을 지킬 것을 당부했다.

치료 시작 후 40일이 지났을 때 당화혈색소는 6.5%로, 불과 40일 만에 3.6%가 낮아졌다. 정말 보기 드물게 빠른 속도라 할 수 있다.

치료 시작 후 2개월이 지났을 때는 5.9%까지 낮아졌고, 저혈당 증상도 가끔 있는데다 치료 속도가 너무 빨라 여전히 복용 중이던 1알마저 중단했다.

당뇨약 복용을 완전히 중단한 후 2개월이 지났다. 당뇨약을 끊었으니 혈당이 조금 높아졌을 것으로 예상했는데 당화혈색소는 5.6%로 오히려 낮아졌다. 당화혈색소 10.1%에서 시작해 당뇨약 복용을 중단하고도 정상 범위인 5.6%까지 내려오는 데 겨우 4개월이 걸렸을 뿐이다.

결과적으로 한약 치료와 함께 운동과 식이요법을 병행했더니 혈당이 빠른 속도로 낮아져 당뇨 완치라 할 수 있는 혈당 수치를 기록하게 된 것이다.

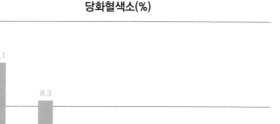

당화혈색소(%)

2019.1.11	2019.2.1	2019.2.22	2019.3.15	2019.4.17	2019.5.15
10.1	8.3	6.5	5.9	6.2	5.6

갑자기 당뇨 진단을 받고 당뇨약까지 복용하게 되면서 자존감이 많이 무너졌다는 환자의 이야기에 의사로서 매우 안타까운 마음이었는데, 이렇게 빠른 속도로 회복하게 돼 오히려 고마운 마음이 든다. 앞으로도 적절한 운동과 식이요법으로 꾸준하게 건강을 관리한다면 당뇨의 기억은 멀리 떠나보낼 수 있을 것이다.

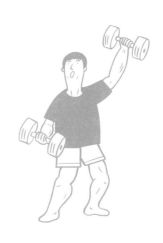

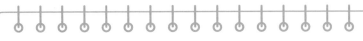

치료 후의 변화

1. 당화혈색소 안정화.(9.8% → 6.5%)

2. 당뇨약 줄임.(3알 → 1알)

3. 인슐린 주사 중단함.

4. 신장 관련 수치 좋아짐.

5. 다리 부종, 소변 거품 등 신장 관련 증상 완화됨.

치료 이야기

박○○ 님은 당뇨 진단을 받고 당뇨약을 복용한 지 8년째이지만 여전히 혈당이 잡히지 않아 본원에 오기 6개월 전부터는 인슐린 주사도 처방받았다고 했다. 또 1년 전부터는 병원에서 콩팥이 나빠졌으니 주의하라는 경고도 받은 상태였다. 실제로 발에 부종 증상이 있어 손가락으로 발등을 누르면 피부가 쑥 들어갔다가 올라오기까지 한참이 걸렸다. 발목도 조여서 양말을 느슨하게 만들어 신고 있었는데, 언뜻 눈으로 보기에도 부기가 느껴졌다. 이러한 증상들은 당뇨가 잘 관리되지 않아 생긴 당뇨병성 신증일 수 있으므로 주의를 기울여 함께 치료해야 한다.

내원 당시의 당화혈색소는 9.8%로 인슐린 주사에도 혈당은 여전히 잡히지 않고 있었다. 맥박수는 60회 미만이었는데, 평소에도 50~60회 사이라고 했다. 맥박이 느린 것도 한약 처방에 참고하기로 했다. 소변 중 단백뇨는 3+, 요당은 2+였다. 환자 본인의 목표는 물론 당뇨 완치! 당뇨약을 끊고도 당뇨 수치가 정상화되는 것이다.

한약과 침 치료를 시작한 후 내과에서 처방받는 약의 내용이 조금씩 달라졌다. 당뇨약과 혈압약을 내과 의사의 지시에 따라 줄인 적도 있고, 환자가 임의로 판단해 줄이기도 했다. 인슐린주사와 당뇨약을 임의로 줄였을 때는 다시 혈당이 높아져 애를 먹었다.

박○○ 님의 경우 혈압약이 세서 맥박수가 낮아졌던 것인지, 혈압약을 1알로 줄인 후에는 맥박수가 80회로 정상 범위에 들어왔다. 맥박수가 정상 범위에 들어왔다는 건 그만큼 심장 기능이 회복됐다는 뜻이고 심장과 신장은 서로 영향을 주고받으니 신장도 잘 회복될 수 있다는 신호였다. 공복혈당도 정상 범위에 들어왔다. 공복혈당은 간 기능과 수면 상태의 영향을 많이 받는 만큼, 한약 치료의 효과라고 볼 수 있다. 식후혈당은 체중을 감량해 내장지방형 복부비만을 해결하고 식후 소화기대사가 원활해지면 잡히게 될 것이다.

치료 시작 후 3개월이 지났을 때 발 부종의 70~80%가 완화됐다. 발 부종이 줄었다는 건 심장과 신장 모두 회복되고 있다는 뜻이다. 양말 자국도 약하게만 남고 발등을 손가락으로 눌렀다 뗐을 때도 자국

없이 눌린 부분이 금세 올라온다고 했다. 무엇보다 혀의 상태가 많이 좋아졌다. 처음 내원 시에는 혀가 전체적으로 검은빛에 가까운 짙은 포도색이었는데 치료 후 혀의 빛깔이 맑아지고 입안마름증도 없어졌다. 혈당도 많이 좋아졌다. 첫 내원 시 9.8%였던 당화혈색소는 7.5%로 낮아졌다. 당뇨약을 줄이면 혈당이 오르기 마련인데 오히려 혈당이 안정된 것을 확인할 수 있었다.

치료 시작 후 4개월이 지났을 때 이뤄진 내과 검사에서 신장이 4년 만에 처음으로 좋아졌다는 소견을 들을 수 있었다. 신장 기능을 측정하는 지표인 사구체여과율(絲球體濾過率 : 신장의 사구체가 혈액을 걸러내는 정도)이 한약 치료 시작 직전 36.6mL/min/1.73m^{2}였는데 단숨에 50.6mL/min/1.73m^{2}까지 올라온 것이다. 내과 검사 결과 당화혈색소는 6.5%로 당뇨약을 복용하는 환자들의 일반적인 혈당 조절 목표치에 도달했다.

지난 4개월간의 한약 치료를 통해 지난 8년간 혈당 수치만 관리했던 건 의미가 없었음을 몸소 깨달은 환자는 신장과 맥박, 혈당, 발 부종, 혀 상태 등 몸의 전반적인 부분이 개선될 때까지 한약 치료를 계속하기로 했다. 또 평소의 생활습관 관리가 중요하다는 것을 알기에 언제나 밤 10시만 되면 취침하고 식사는 한식 위주로 섭취하려는 노력도 게을리하지 않았다.

이처럼 치료 효과가 나타나자 환자는 다시 임의로 당뇨약을 줄였다고 했다. 당뇨약을 처음 3알에서 1알로 줄이고 인슐린 주사도 끊었다.

몸이 좋아졌는데도 혈압약을 계속 복용하다보니 기립성 저혈압 증상
이 생겨 혈압약도 4알에서 2알로 줄였다.

이렇게 약을 줄이고 1개월 반이 지난 후 내원해 당화혈색소를 측정
했다. 결과는 6.4%. 신장 기능 검사 결과는 지난번과 비슷했는데, 신장
은 만성적인 문제여서 치료하는 데 시간이 더 필요해 보였다.

치료를 잘 이어가던 중 손가락 하나를 크게 다치는 일이 발생했다.
손가락과 당뇨가 무슨 관계가 있나 싶겠지만 혈당에 영향을 미치는 상
황은 의외로 다양하다는 것을 보여주는 사례여서 여기에 덧붙인다.

먼저 다친 손가락의 상처를 꿰매고 주사와 진통제를 처방받았는데,
이 과정에서 혈당이 급격히 올랐다. 이는 스테로이드 주사와 스테로이
드 계열 복용약으로 인한 현상이었다. 당화혈색소가 다시 7.3%로 높
아졌으니 그간 치료 과정을 생각하면 당황스럽고 기운이 빠질 만도 한
일이었다. 당연히 상처가 회복되는 대로 스테로이드계 약물 사용은 중
단하기를 권유할 것이다.

내과에서의 신장 기능 검사를 앞두고 신장 기능 회복에 좋은 환약
을 추가로 복용했다. 이후 검사 결과에서는 크레아티닌 수치가
1.40mg/dL로 나와, 정상 범위 수치인 0.70~1.40mg/dL 안에 들었다.
크레아티닌 수치는 신장 기능이 안 좋을수록 높게 나타나고 반대로 기
능이 호전되면 정상 범위로 낮아진다.

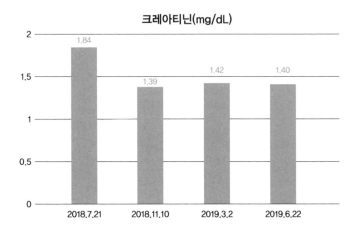

크레아티닌(mg/dL)

사구체여과율 수치는 높으면 높을수록 좋은데, 이번 검사에서 나온 수치인 50.1mL/min/1.73m²는 치료 시작 시의 36.6mL/min/1.73m²에 비해 많이 호전된 상태라고 볼 수 있다.

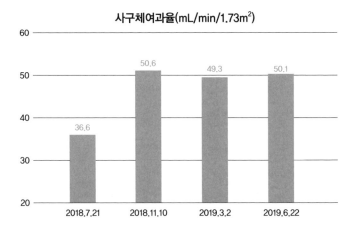

사구체여과율(mL/min/1.73m²)

※크레아티닌 수치와 사구체여과율 수치는 신장 기능을 평가하는 주요 지표로, '당뇨병성 신증'과 함께 다음에 나오는 당뇨 노트에서 자세히 알아보겠다.

치료 전 2018.7.21

항목	검사 결과	참고치
Calcium(칼슘)	9.4	8.8 ~ 10.5 mg/dL
Phosphorus	3.3	2.5 ~ 4.5 mg/dL
Glucose(혈당정량)	150	70 ~ 110 mg/dL
BUN	23	10 ~ 26 mg/dL
Uric acid	7.2	3.0 ~ 7.0 mg/dL
Chol.(콜레스테롤)	140	0 ~ 240 mg/dL
T. Protein(총단백정량)	7.3	6.0 ~ 8.0 g/dL
Albumin(알부민)	4.4	3.3 ~ 5.2 g/dL
T. Bil.(총빌리루빈)	1.1	0.2 ~ 1.2 mg/dL
Alk. phos.	58	30 ~ 115 IU/L
AST(GOT)	18	1 ~ 40 IU/L
ALT(GPT)	15	1 ~ 40 IU/L
Creatinine	1.84	0.70 ~ 1.40 mg/dL
eGFR(MDRD)	36.6	mL/min/1.73 m2
eGFR(CKD EPI Cr)	36.6	
TG(트리글리세라이드)	155	0 ~ 200 mg/dL
HDL Chol.	36	35 ~ 55 mg/dL
LDL Chol.	68	0 ~ 130 mg/dL

치료 후 2019.6.22

항목	검사 결과	참고치
Calcium(칼슘)	8.4	8.8 ~ 10.5 mg/dL
Phosphorus	2.9	2.5 ~ 4.5 mg/dL
Glucose(혈당정량)	128	70 ~ 110 mg/dL
Uric acid	5.1	3.0 ~ 7.0 mg/dL
Chol.(콜레스테롤)	205	0 ~ 240 mg/dL
T. Protein(총단백정량)	6.6	6.0 ~ 8.0 g/dL
Albumin(알부민)	3.7	3.3 ~ 5.2 g/dL
T. Bil.(총빌리루빈)	0.7	0.2 ~ 1.2 mg/dL
Alk. phos.	60	30 ~ 115 IU/L
AST(GOT)	15	1 ~ 40 IU/L
ALT(GPT)	13	1 ~ 40 IU/L
BUN	19	10 ~ 26 mg/dL
Creatinine	1.40	0.70 ~ 1.40 mg/dL
eGFR(MDRD)	50.1	mL/min/1.73 m2
eGFR(CKD EPI Cr)	50.5	
Na(소디움)	140	135 ~ 145 mmol/L
K(포타슘)	4.1	3.5 ~ 5.5 mmol/L
Cl(염소)	107	98 ~ 110 mmol/L
TG(트리글리세라이드)	161	0 ~ 200 mg/dL
HDL Chol.	42	35 ~ 55 mg/dL
LDL Chol.(저밀도지단백콜레스테롤)	131	0 ~ 130 mg/dL
LDL Chol.(계산식)(저밀도지단백콜레스테롤)	131	0 ~ 130

가장 최근에 체크한 당화혈색소는 6.5%였다. 스테로이드계 약물로 인해 높아졌던 혈당이 다시 잡히기 시작한 것이다. 소변 거품도 많이 줄어 처음보다 60%나 감소했고 거품이 전혀 없는 경우도 있었다. 신장 기능이 좋아지고 있다는 신호였다.

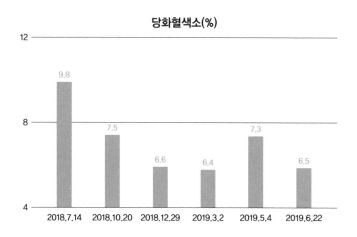

당화혈색소(%)

박○○ 님의 사례는 당뇨 치료에서 본인의 의지와 노력이 얼마나 큰 역할을 하는가를 보여주는 좋은 본보기이다. 특히 취침 시간을 지키고 식사 습관을 바르게 유지한 것이 주효했다. 그 덕에 비교적 짧은 기간에 인슐린 주사를 끊고 당뇨약 복용량을 줄였으며 몸의 부기와 소변 거품을 완화시키고 신장 수치도 많이 개선할 수 있었다.

당뇨인은 당뇨뿐 아니라 당뇨로 인한 합병증에 대해서도 걱정이 많습니다. 특히 신장 관련 합병증에 대한 우려와 관심이 크지요. 신장은 한 번 망가지면 되돌리기가 쉽지 않고 자칫하면 투석과 이식으로 이어질 수 있다는 점 때문에 걱정을 놓을 수가 없습니다.

신장에 문제가 생겼는지를 알려면 간단히 혈액검사를 하면 됩니다.

신장 기능을 평가할 수 있는 지표로는 혈액요소질소(BUN : Blood Urea Nitrogen)와 크레아티닌, 사구체여과율이 있어요. 그중 크레아티닌과 사구체여과율이 무엇인지 알아보고 신장 기능에 대해 이해하는 시간을 갖도록 하겠습니다.

① 크레아티닌

크레아티닌은 근육에 존재하는 '크레아틴'의 대사산물입니다. 노폐물인 크레아틴은 신장에서 걸러져 몸 밖으로 배출돼야 하는데 신장 기능에 문제가 생기면 크레아틴을 배출하지 못하게 되고 이로 인해 혈청의 크레아티닌 수치가 높아집니다. 그러니 만약 크레아티닌 수치가 높게 나왔다면 신장 기능에 문제가 생긴 건 아닌지 확인해봐야 합니다.

검사실에 따라 크레아티닌을 측정하는 방법이 조금씩 다르고 정상치의 기준 또한 다릅니다. 성별과 연령에 따라서도 다르고요. 예를 들어 일반적으로 남성이 여성보다 근육량이 많다고 보았을 때, 크레아티닌은 근육 속 크레아틴이 대사를 통해 생성한 물질이므로 남성이 여성보다 크레아티닌 수치가 조금 더 높게 나올 수 있습니다. 따라서 혈액검사 결과지를 확인할 때는 다른 사람의 결과치에 연연해하지 않고 해당 검사실의 크레아티닌 정상 범위와 본인의 크레아티닌 수치를 비교해보면 됩니다.

만약 측정한 크레아티닌이 검사실에서 제시한 정상치보다 높으면 신장 기능이 떨어졌을 가능성이 높기 때문에 재검사 및 정밀검사가 필요합니다. 간혹 운동을 많이 해서 근육량이 많은 경우 혹은 근육을 만들기 위해 크레아티닌을 직접 복용한 경우 등에도 크레아티닌 수치가 정상 범위보다 높을 수 있으니 운동을 하고 있다면 참고하기 바랍니다.

이 외에 갑자기 크레아티닌 수치가 높아지는 경우도 있습니다. 심한 설사나 구토 후에 혈액량이 감소한 경우, 신장 기능에 해로운 음식이나 약물, 독성물질을 먹은 경우, 양측 신장에 염증이 생긴 경우 등에도 크레아티닌 수치가 높아질 수 있습니다. 따라서 크레아티닌 수치가 정상 범위보다 높다면 앞의 예시 중 어떠한 경우에 해당하는지 먼저 확인하는 게 좋습니다.

그렇다면 크레아티닌 수치는 무조건 낮은 게 좋을까요? 결론부터 말하자면 "아니요."입니다. 근육 속 크레아틴이 대사를 통해 생성된 물질이 크레아티닌이므로 크레아티닌 수치가 낮다는 것은 근육량이 적음을 의미합니다. 이런 경우 당뇨 발병 위험이 증가한다는 일본의 한 연구 결과도 있습니다.

하야시 박사팀은 일본 간사이 지방에서 총 8570명의 남성을 대상으로 추적조사를 진행했는데요. 조사 결과 크레아티닌 수치가 0.40~0.60mg/dL 사이에 들어 있는 피험자 그룹의 경우 0.71~0.80mg/dL에 속한 그룹에 비해 2형 당뇨 발생률이 1.91배로 약 2배 가까이 높게 나타났다고 합니다.

결론적으로 크레아티닌 수치가 높으면 신장 기능이 저하된 상태일 수 있고, 반대로 크레아티닌 수치가 낮으면 근육량이 적어 향후 당뇨 발병 위험이 증가할 수 있음을 알 수 있습니다.

② 사구체여과율

사구체여과율이란 신장이 일정 시간 동안 특정 물질을 제거할 수 있는 정도를 뜻합니다. 신장 기능이 저하되면 특정 물질을 제거하는 능력도 저하되어 사구체여과율이 감소합니다.

사구체여과율을 가장 정확하게 측정하는 빙법은 이눌린(inulin)이나 동위원소

(125I-iothalmate) 등을 주사하여 그 배설률을 측정하는 것인데, 이를 실측사구체여과율(mGFR)이라고 합니다.

하지만 이 방법은 번거로운 과정을 거쳐야 하기 때문에 실제 진료 현장에서 널리 쓰기에는 다소 어렵습니다. 이를 대신해 24시간 소변을 모아 이로부터 계산한 크레아티닌 청소율을 사구체여과율의 추정값으로 사용하는 방법도 있지만, 용변을 볼 때의 소변까지 포함해 24시간 동안의 소변을 다 모으고 냉장 보관해야 하기 때문에 이 역시 실제 진료 현장에서 사용하기는 어렵지요.

이렇듯 사구체여과율은 정확하게 측정하기 위한 과정 자체가 까다로워 크레아티닌 농도를 구한 뒤 공식에 대입해 계산하는 방식을 일반적으로 사용합니다. 이렇게 얻어진 사구체여과율은 계산된 사구체여과율이라는 뜻에서 '추정사구체여과율(eGFR)'이라고 부릅니다.

그렇다면 사구체여과율의 정상 범위는 어떻게 될까요? 앞에서 사구체여과율은 신장이 일정 시간 동안 특정 물질을 제거할 수 있는 정도라고 했습니다. 사구체여과율이 높을수록 신장 기능이 좋은데, 120~130mL/min /1.73m^2 이상일 때를 정상 범위로 봅니다.

신장 기능이 저하되면 사구체여과율도 감소하는데, 수치에 따라 기능 저하 정도를 5단계로 나눌 수 있습니다.

사구체여과율이 90mL/min/1.73m^2 이상이면 신장 기능은 정상이나 소변검사에서는 이상이 관찰되는 상태입니다. 60~89mL/min/1.73m^2 사이이면 만성신부전 2기, 30~59mL/min/1.73m^2 사이이면 만성신부전 3기, 15~29mL/min/1.73m^2 사이이면 만성신부전 4기, 마지막으로 15mL/min/1.73m^2 미만이면 말기 신부전 상태입니다. 이처럼 사구체여과율은 신장 기능을 반영하면서 동시에 신부전의 단계를 구분하는 기준이 되기 때문에 매우 중요한 지표입니다.

이러한 사구체여과율이 연령에 따라 감소하기에 획일화된 기준을 적용하기 어렵다는 의견도 있습니다. 미국 국립신장재단(NKF : National Kidney Foundation)에 따르면, 정상인이라 해도 사구체여과율은 40세 이후부터 0.75mL/min/1.73m^{2}씩 감소하며, 연령 증가에 비례해 사구체 및 세뇨관의 상실도 진행된다고 합니다. '만성 신장병이 없는 사람의 연령에 따른 평균 사구체여과율의 변화'를 살펴보면, 20~29세는 116mL/min/1.73m^2, 30~39세는 107mL/min/1.73m^2, 40~49세는 99mL/min/1.73m^2, 50~59세는 93mL/min/1.73m^2, 60~69세는 85mL/min/1.73m^2, 70세 이상은 75mL/min/1.73m^{2}로 나타납니다. 즉, 연령이 증가할수록 사구체여과율은 감소함을 알 수 있습니다. 따라서 신장 기능을 평가할 때는 연령도 감안하여 정상 기준치를 따져야 합니다.

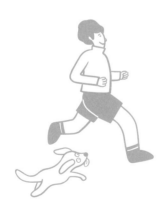

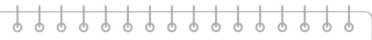

Case 3.
마른 당뇨라 음식물 섭취를 늘렸는데도 혈당이 잡혔어요.

김○○(남, 69세) | 충청남도 태안군 거주 | 당뇨약 복용 1년째에 내원함.

치료 후의 변화

1. 당화혈색소 정상화.(6.0% → 5.4%)

2. 당뇨약 1알, 고지혈증약 복용 중단함.

3. 수면의 질 개선됨.

4. 체중 2.4kg 증가함.

치료 이야기

당뇨인은 대체로 살이 찐 경우가 많다고 생각하지만 '마른 당뇨'도 있다. 이번 사례는 워낙에 마른 체질이었는데 1년 전 당뇨 진단을 받고 음식 섭취를 줄인 탓에 5kg이 더 빠진 상황이었다. 본원을 찾았을 때 체중을 회복하고 1년 동안 복용한 당뇨약을 끊는 것이 목표였다.

김○○ 님은 수면에 예민한 편이었고, 한의학적 진단과 당뇨 관련 검사 결과 당화혈색소는 6.0%에 뇌열이 많아 혈당 조절도 어려운 상태였다. 당뇨 걱정에 밥을 하루 한 공기만 섭취하는 상태였다. 혼자의 노력으로는 당뇨약을 끊을 수 없어 한방 치료를 원했다. 별다른 증상과 특이사항은 없는 편으로, 뇌열을 내리는 한약과 함께 치료를 시작했다. 단, 음식 섭취량을 늘리는 과제를 별도로 처방했다. 음식 섭취량이 늘면 혈당도 일시적으로 오를 수 있음을 미리 알렸다.

치료 시작 후 1개월이 지났다. 먹는 양을 2배로 늘렸고 몸무게는 1kg이 늘었는데 평소 다니던 내과에서 당화혈색소를 측정한 결과 5.9%가 나왔다. 음식 섭취를 늘렸는데도 당화혈색소는 높아지지 않은 것이다. 하지만 저혈당 증상이 오면 기운이 없어져 당뇨약은 의사와 상의하에 중단하기로 했다. 겨우 몸 컨디션이 좋아져 혈당이 잡히기 시작했는데 계속 당뇨약을 복용해 인위적으로 더 낮추면 저혈당 증상이 심하게 나타날 수 있기 때문이다.

당뇨약 복용을 중단하고 1개월 후 당화혈색소를 체크했다. 당연히 올랐으리라 생각했던 수치는 5.4%로 오히려 떨어졌고 몸무게는 조금씩 늘고 있었다. 수면의 질도 좋아져 잠들기까지 걸리는 시간이 30~40분 정도로 줄었다.

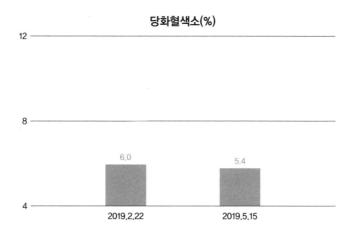

여러 사례의 당뇨인을 치료해보니 뇌열 내리는 치료를 하는 경우에는 음식과 운동보다 스트레스와 수면이 더 중요한 문제라는 것을 알게 됐다. 뇌열이 많은 경우 수면 습관을 개선하고 명상이나 요가, 마음을 편안하게 해주는 음악 듣기 등을 통해 뇌에 휴식을 주어야 한다.

이번 사례를 통해 먹는 양을 평소의 3분의 1 넘게 줄였음에도 끊기 힘들던 당뇨약을 뇌열 내리는 치료를 병행하면서 중단할 수 있다는 것을 알게 되었다. 심지어 몸무게가 증가하고 있는데도 말이다.

이처럼 당뇨는 복합적인 문제를 안고 있다. 어떤 당뇨인이 음식 섭취를 줄이고 열심히 운동해서 병이 호전됐다고 해서 이를 무턱대고 따라 해서는 안 된다. 본인은 어떤 형태의 당뇨에 해당되는지 잘 살피고 담당 의사와 상의해 치료를 진행해야 한다.

이번 환자의 경우는 당뇨약을 중단했으니 감히 완치가 되었다고 말할 수 있겠다. 당초 목표였던 몸무게 5kg을 마저 회복할 때까지 환자와 함께 계속 노력하려 한다.

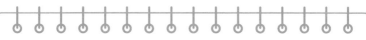

간 수치가 높아 공복혈당 치료가 어려웠어요.

이○○(여, 59세) | 서울시 용산구 거주 | 당뇨약 복용 5일째에 내원함.

치료 후의 변화

1. 당화혈색소 낮아짐.(11.9% → 6.6%)

2. 요당 정상화.

3. 당뇨약 중단함.(3알 → 0)

4. 입안마름증과 어지럼증, 구토, 눈 침침하고 희미한 증상과 머리가
   둔탁한 느낌이 사라짐.

치료 이야기

이틀 전부터 어지럽고 토하는 증상이 생겼다며 본원을 찾아왔다. 당
화혈색소는 11.9%였으며, 당뇨약을 복용한 지 5일째였다. 소변검사
결과 요당이 4+, 케톤은 1+ 상태였다. 10일 전부터 입안마름증이 심해
졌고, 1개월 전부터는 잠들기가 어려워 새벽 4시 이후에야 잠을 잘 수
있었다. 눈이 침침하고 희미해져서 글씨가 안 보일 정도이며, 머리는
띵하고 맑지 않았다. 이 환자는 혈당이 높은 것도 문제이지만 몸의 여
기저기에서 경고음을 울리고 있었다.

눈 관련 증상은 원인을 알고 빠르게 대처하는 게 좋으니 안과 검사

를 권했다. 어지럼증과 구토, 눈 침침함 등의 원인에는 여러 가지가 있지만 이 환자의 경우 요당이나 케톤으로 인한 증상일 수도 있어 치료와 감별이 필요한 상황이었다.

검사 및 진단 결과 간열과 간 기능의 대사 저하로 인해 당뇨가 발생했다는 판단이 들었고, 이에 맞는 한약을 처방했다. 직업상 이른 취침은 어려운 상황이었지만 되도록 밤 11시 전에 취침할 것을 권했고, 식사는 한식 위주로 할 것을 당부했다.

일주일 후, 구토 증상과 어지럼증이 없어지고 입안마름증도 예전처럼 심하지 않아 전반적으로 증상이 호전되는 중임을 알 수 있었다.

유일하게 남은 눈 침침함만 개선되면 되는 상황이었다. 치료 시작후 2주가 지났을 때 희미하게 보이는 증상이 20% 정도 개선됐으며, 1개월 후에는 완전히 정상으로 돌아왔다. 구토, 어지럼증, 눈 침침함 등의 증상이 요당 때문이었는지 요당도 확 줄었다.

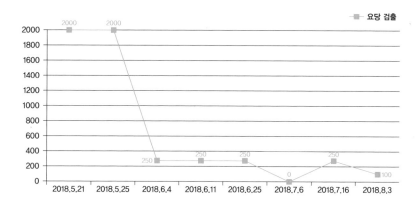

치료 시작 후 2개월 반이 지나서 측정한 당화혈색소는 6.6%로, 처

음 내원 시 11.9%에서 확연히 낮아졌다. 이는 식후혈당과 관련 있는 것으로, 당화혈색소와 식후혈당은 치료가 잘되고 있음을 알 수 있었다.

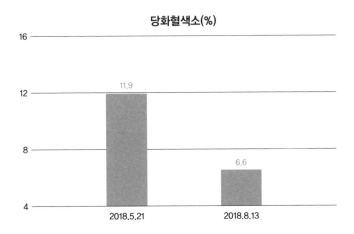

이제 공복혈당만 잡으면 되는 상황인데, 공복혈당은 치료가 더뎠다. 간 수치 때문이었다. 공복혈당은 간 기능이 정상이면서 숙면을 취할 때 정상 범위를 유지할 수 있다. 2011년 8월부터 간 수치가 높았던 환자는 취침 시간도 항상 자정 전후로 늦어 공복혈당이 100~120mg/dL 사이였다. 예전에 모기에 물려서 항생제를 먹었는데 쓰러진 적이 있고 항히스타민제를 먹고 어지러웠던 적도 있다고 했다. 이는 모두 간 기능이 좋지 않아 독한 약을 간에서 처리하지 못하기 때문이다.

3개월간의 치료를 마쳤다. 간 기능을 모두 회복하려면 시간이 좀 더 필요할 것이기에 당뇨와 관련된 치료는 종료하기로 했다. 당뇨약을 끊었음에도 당화혈색소 수치가 확연히 낮아졌고 처음 내원했을 때 검출됐던 요당과 케톤 모두 정상으로 돌아왔다. 그 밖에 여러 가지 불편했던 증상들도 사라졌다. 처음 내원 시 호소했던 구토와 어지럼증, 눈 관런 증상들은 요당과 케톤으로 인한 증상인 것으로 판단된다. 기타 문제일 경우 일시적으로 눈이 침침할 수는 있으나 이 증상이 1개월간 지속되기는 어렵다. 환자의 경우 케톤이 나오던 첫 내원 시점에는 하루에 2~3회나 구토를 했는데, 한약 치료를 시작하고 4일 후부터는 케톤도 구토도 사라졌다.

치료를 마치고 7개월이 지난 후 환자와 통화를 했다. 수면의 질과 한식 위주의 식사에 꾸준히 신경 쓰고 있었다. 다니던 병원에서도 당뇨약을 먹을 필요가 없으니 관리를 잘하라고 당부했다고 한다. 한방에서는 당뇨가 발생한 장부의 기능과 체질 등의 원인을 찾아 근본적인 치료를 하기에 한약 복용을 종료한 후에도 혈당이 다시 오르지 않음을 확인할 수 있었다.

물론 건강한 컨디션 유지를 위해 수면과 식사 습관이 흐트러지지 않도록 하는 스스로의 노력은 계속돼야 한다.

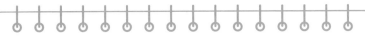

Case 5.

혈당과 당뇨발저림, 두 마리 토끼를 동시에 잡았어요.

서○○(여, 52세) | 서울시 양천구 거주 | 당뇨약 복용 2개월째에 내원함.

치료 후의 변화

1. 당화혈색소 낮아짐.(9.8% → 7.2%)

2. 인슐린 주사 중단함.(10단위 → 0)

2. 당뇨발저림과 통증이 부위에 따라 50~80% 완화됨.

치료 이야기

서○○ 님이 처음 당뇨 진단을 받은 건 10년 전이었다. 당장 눈에 띄거나 불편한 증상이 없으니 대수롭지 않게 여겨 처방받은 당뇨약도 먹다 안 먹다를 반복했다. 그러던 중 몸에 확실한 이상을 느끼는 일이 생겼다.

본원에 오기 몇 개월 전 해외여행을 다녀왔는데 그 후로 혈당이 매우 높아졌다. 결국 경구약 2알과 인슐린 주사를 처방받았고, 인슐린 주사를 하루 10단위씩 맞기 시작했다.

혈당만 높은 게 아니었다. 발저림이 동시에 찾아왔고, 이에 병원에서 처방해준 진통제를 복용하고 운전하다 약기운에 취해 교통사고를 내기까지 했다.

다른 치료가 필요했다. 단지 통증을 덜 느끼게 할 뿐인 진통제가 아니라 발저림을 근본적으로 해결하면서도 몸에 무리가 가지 않는 치료 방법이 필요하다고 판단했고, 이것이 본원을 찾게 된 이유였다.

내원 당시에는 당화혈색소 9.8%에 당뇨발저림도 심한 상태였다. 발 전체가 시리고 따끔거리고 아프고 저린 데다 살의 감각이 남의 살처럼 낯설게 느껴지는 문제까지 있었다. 당뇨가 이미 상당히 진행된 상태라는 신호였다.

상담 결과 환자는 평소 몸의 컨디션 변화가 심하고 소화 기능과 수면 상태가 좋지 않았다. 어떤 날엔 밤을 꼬박 새우기도 했고, 보통은 자다가 네다섯 번 정도 깨곤 했다. 다시 잠드는 데에는 20~30분에서 길게는 2시간까지도 걸렸다. 스스로 생각과 고민이 많은 사람이라고 했다. 이 때문에 뇌가 편히 쉬지 못하는데, 한의학적으로는 뇌열이 많은 상태였다. 뇌열을 끄는 한약을 처방했다.

당뇨는 그 자체만의 문제가 아니라 생활습관이나 성격, 주변 상황 등도 영향을 미치는 병이므로 두루 이야기를 나누고 근본적인 접근을 해나갔다.

치료 시작 후 2주가 지났을 때 저혈당 증상이 나타났다. 보통은 혈당이 정상으로 내려오면서 저혈당 증상을 보이는데, 서○○ 님의 경우 치료 효과가 빠르게 나타났다. 이에 인슐린 주사를 10단위에서 8단위로 임의 조정했다고 했다.

저혈당 증상이 나타나면 당뇨인은 대개 좋지 않은 신호라 생각해 당황하는데 모두 그렇지는 않다. 음식과 운동 등 생활습관을 잘 관리하고 있는데 저혈당 증상이 나타났다면 내 몸 상태에 비해 당뇨약이나 인슐린이 너무 세다는 증거일 수 있다. 이럴 때는 의사와 상담해 현재의 혈당 상태에 맞게 당뇨약이나 인슐린 양을 조절하도록 한다. 혈당이 잡혀서 저혈당 증상이 나타났다면 이것은 몸이 좋아지고 있다는 신호로 보아도 된다.

그 후로도 환자는 계속해서 저혈당 증상을 느꼈고 그럴 때마다 인슐린을 2단위씩 줄여갔다. 그 결과 한방 치료를 시작한 지 3개월 반 만에 인슐린 주사를 중단하게 됐다. 더욱 놀라운 건 인슐린을 단시간 내에 줄였음에도 불구하고 당화혈색소가 높아지기는커녕 처음보다 오히려 낮아졌다는 사실이다. 처음 내원 당시 9.8%였던 당화혈색소는 8.5%, 7.9%를 거쳐 인슐린 주사 중단 후 7.2%까지 낮아졌다. 만일 환자 스스로 당뇨약을 완전히 끊는 것이 목표가 아니라면 당화혈색소를 7.2% 이하로 꾸준하게 유지하는 것만으로도 충분히 안정적이라 하겠다.

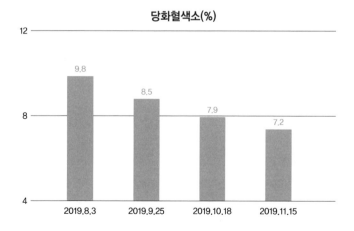

문제는 발저림 증상이었다.

혈당과 달리 발저림 증상은 널을 뛰듯 왔다 갔다 했다. 치료 시작 후 2주가 지났을 때 감각 문제는 20% 호전됐고, 통증 문제는 부위나 증상에 따라 50~90%까지 호전됐다. 이를 보면서 치료 효과가 빠르게 나타난다고 생각했다. 그러던 중 하루 종일 행사에 참여해 에어컨 바람을 쐰 후 통증이 전반적으로 더 심해지는 상황이 발생했다. 발이 시린 증상도 악화됐다. 당뇨와 별개로 에어컨 바람을 무리하게 쐰 후 나타난 증상이었다. 특히 시린 증상은 환자의 통증이나 감각 문제가 완화된 후에도 한동안 지속되다가 한참을 지나서야 나아지기 시작했다. 긴급 처방으로 반신욕이나 족욕 등을 통해 하체에 따뜻한 기운을 주도록 했다. 이후에도 치료 도중 감기에 걸리거나 무리한 운동으로 발이 피곤해졌을 때 일시적으로 발저림 증상이 악화됐다.

그러나 결국에는 발저림도 나아지기 시작했다. 그 결과 간헐적으로 복용하던 진통제를 더 이상 먹지 않게 됐고 전반적인 통증 문제와 감각 문제, 더불어 시린 증상까지 50% 이상 개선됐다.

당뇨인 중에는 유난히 발저림 증상이 오르락내리락해 고생하는 경우가 있는데, 이는 정신적, 육체적 컨디션의 변화가 크기 때문이다. 마치 무릎이 아픈 관절염 환자가 느끼는 통증이나 증상이 날마다 다른 것처럼.(비가 오거나 무리를 하는 날은 다른 날보다 관절염이 더 심해지듯이.) 이럴 때 할 수 있는 건 일상생활에 큰 변화를 주지 않고 감기나 설사, 비염과 같은 사소한 증상까지 주의하며 컨디션을 잘 관리하는 일뿐이다.

다양한 당뇨인의 사례를 살펴보면서 식사와 체중 등에 관한 주의 사항을 자주 접할 수 있었는데요. 콜레스테롤을 이야기할 때 흔히 거론되는 '고지혈증'에 대해 잠시 살펴볼까 합니다. 잘 알고 있다고 생각하지만 그동안 우리가 고지혈증에 대해 오해했던 것들이 꽤 있는 것 같아요. 앞에 나왔던 고지혈증 관련 당뇨 노트(p.135)도 참조하면서 우리가 잘못 알고 있던 점들을 바로잡는 것이 좋겠습니다.

고지혈증에 관한 첫 번째 오해는 수치에 관한 것이에요. 대개의 증상들은 수치가 높은 것이 문제이다보니 고지혈증도 마찬가지일 거라고 생각하기 쉽습니다. 하지만 고지혈증 수치를 이야기할 때는 저밀도지단백 콜레스테롤이라고 불리는 LDL 콜레스테롤, 고밀도지단백 콜레스테롤이라고 불리는 HDL 콜레스테롤, 중성지방, 총콜레스테롤 이렇게 네 가지 모두를 고려해야 합니다. HDL 콜레스테롤은 수치가 높을수록 좋고 나머지는 수치가 낮을수록 좋습니다.
따라서 고지혈증 수치는 무조건 높을수록 안 좋은 것이라고 생각할 필요가 없습니다.

두 번째 오해는 '콜레스테롤은 무조건 나쁘다.'라는 생각이에요. 콜레스테롤은 우리 몸을 이루는 기본단위인 세포의 세포막, 신경세포의 수초, 그리고 지단백을 구성하는 성분이며 스테로이드 호르몬과 담즙산을 만드는 원료가 되는 성분입니다. 그러니 콜레스테롤이 전혀 없으면 사람은 생명을 유지할 수 없겠죠?

세 번째 오해는 바로 '고기'만 조심하면 된다는 생각입니다. 물론 포화지방산을 많이 섭취하면 몸속 콜레스테롤 합성에 영향을 주어 콜레스테롤이 증가할 수 있어요. 우리가 흔히 말하는 지방, 즉 동물성 기름이 이에 해당합니다. 하지만 식물성 기름인 코코넛유나 팜유 등에도 포화지방산이 들어 있으니 이를 이용해 만든

케이크나 비스킷, 초콜릿 등도 콜레스테롤을 높일 수 있음을 명심해야 합니다.

또 하나 놀라운 사실은 콜레스테롤이 식품 섭취를 통해서만 생기는 것이 아니라는 거예요. 실제로 먹어서 생기는 것보다 간에서 생산되는 콜레스테롤이 더 많아요. 물론 식품 섭취를 통해 콜레스테롤 양이 늘어나면 그만큼 간에서는 콜레스테롤을 덜 만들기도 합니다. 그러니 지금까지 콜레스테롤 수치를 높일까 염려돼 주의했던 달걀노른자나 새우, 게, 오징어, 장어 등의 음식을 무조건 피할 필요는 없어요.

콜레스테롤이 무조건 나쁘다거나 무조건 피해야 할 것은 아니라는 것. 이런 여러 가지 사실을 종합적으로 살펴 건강한 식습관을 유지하는 데 참고하면 좋겠습니다.

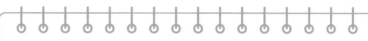

치료 후의 변화

1. 당화혈색소 낮아짐.(7.2% → 6.5%)

2. 당뇨약 줄임.(4알 → 2알)

치료 이야기

첫 내원 시 소변검사에서 빌리루빈이 1+, 유로빌리루빈 1+, 단백뇨 1+, 요아질산 1+, 요당 4+로, 소변으로 확인할 수 있는 당뇨의 징후들이 골고루 조금씩 검출됐다. 전날 과음을 했다고 하니 이 영향도 있을 것이다. 간 수치가 조금 높은 편이었고, 1년 전부터 당뇨약을 4알씩 복용 중이었다.

당뇨 완치를 목표로 치료를 시작했다. 2주에 한 번씩 내원했고, 소변 상태가 확연히 좋아졌다. 처음 내원했을 때의 소변 상태는 다행히 전날의 과음으로 인한 일시적 현상이었던 것으로 보인다.

치료 시작 후 2개월이 지났을 때 당화혈색소가 6.5%까지 낮아졌다. 감기에 걸려 일시적으로 혈당이 오른 적은 있지만 공복혈당도 100mg /dL 미만으로 떨어졌다.

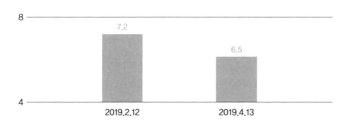

당화혈색소(%)

	2019.2.12	2019.4.13
	7.2	6.5

평소 혈당을 환자 스스로 측정한 결과, 술 마신 다음 날의 공복혈당이 평소보다 더 낮았다고 했는데, 이는 다행스러운 결과였다. 술을 마시면 간은 다른 일을 다 제쳐두고 알코올 분해에 집중한다. 이때 간이 알코올을 분해하느라 원래 해야 할 포도당 생산에 소홀해지기 때문에 혈당이 일시적으로 낮아지는 것이다. 간 수치가 살짝 높아 간 기능 저하를 염려했는데 다행히 염려할 정도는 아닌 것으로 보였다.

당화혈색소와 공복혈당 수치가 많이 호전되어 의사와 상의하에 당뇨약을 줄여가기로 했다. 당시 아침에 2알, 저녁에 2알 복용 중이었는데 먼저 저녁 2알을 중단했다. 그렇게 2주가 지난 후의 공복혈당은 110~115mg/dL까지 올라갔다. 당뇨약을 줄이면 혈당이 당연히 오르기 때문에 약을 줄인 것을 감안하면 아주 높지 않은 결과이다.

40대 초반으로 아직 젊은 나이인 환자는 당뇨약도 2알 줄이고 당화혈색소도 낮아지자 완치까지 나머지 치료를 스스로 해보겠다고 했다. 의지를 믿으며 꼭 건강하게 완치되기를 응원한다.

현대인 중에는 체형은 마른 편이지만 뱃살이 나온 사람들이 많아요. 뱃살이 나왔다는 것은 내장지방이 많다는 의미인데, 내장지방이 많으면 지방간이 발생하기도 쉽지요. 내장에 지방이 쌓이다가 넘치면 가까운 간에도 축적되기 시작하는데, 이것이 과도해지면 지방간으로 발전하게 됩니다.

즉 지방간은 간 내에 과도한 지방, 주로 중성지방이 쌓여서 발생하는 것으로, 일반적으로 간 무게의 5% 이상으로 지방이 쌓이면 지방간으로 진단합니다. 최근 수많은 연구에서 지방간이 지방간염, 간경변, 간암 등으로 진행될 수 있다고 밝혀지면서 그 치료의 중요성이 대두되고 있습니다.

지방간은 왜 생길까요? 흔히 술이 원인이라고 생각하지만 그건 '알코올성 지방간'이라고 말하고, 술과 관련 없이 발생하는 것은 '비알코올성 지방간'으로 따로 분류합니다. 비알코올성 지방간으로 판단하는 음주량 기준은 일주일에 140g(소주 약 2병 분량) 미만의 알코올을 섭취하는 경우입니다.

그렇다면 술과 상관없는 비알코올성 지방간은 왜 생길까요? 비알코올성 지방간의 발생 기전이 명확하게 밝혀지지는 않았지만, 체내에 남은 지방이 간에 쌓이는 것을 주된 발병 원인으로 보고 있어요. 즉 나에게 필요한 양보다 많은 음식을 섭취해 열량이 남게 되면 결국 내장지방이 넘쳐 간에도 지방이 쌓이는 것이지요.

비알코올성 지방간은 대사증후군과 밀접한 관련이 있습니다. 비알코올성 지방간이 있는 환자의 30~60%는 대사증후군을 동반하고, 현재 대사증후군을 앓고 있지 않더라도 향후 새롭게 발생할 위험이 높습니다. 따라서 최근에는 비알코올성 지방간을 대사증후군의 위험인자로 포함시켜야 한다는 주장이 늘어나고 있습니다.

지방간이 있으면 당뇨가 발생할까요?

지방간이 있으면 혈당이 높아지는지에 대해 명확히 밝혀지지는 않았습니다. 그러나 최근 연구에서 지방간이 당뇨 발생에 영향을 미치고, 지방간이 있는 사람이 없는 사람에 비해 향후 당뇨가 발생할 확률이 5배 정도 증가한다고 보고돼있습니다. 간은 혈당을 조절하는 장기인데 지방이 간에 과도하게 쌓이면 그만큼 간에 포도당을 저장할 공간이 줄어들어 혈당 수치를 높일 수 있다는 연구 결과도 있고요. 이로 보아 지방간은 당뇨와 관련이 있으니 꼭 해결해야 하는 것임에 틀림이 없습니다.

그럼 지방간은 어떻게 치료해야 할까요?

가장 중요한 것은 체중 감량입니다. 이를 위해서는 식이요법과 운동 등 생활습관 교정이 우선시되어야 하지요. 넘치게 먹어 발생한 비알코올성 지방간의 경우 당연히 먹는 양을 줄여야 합니다. 내장지방이 줄어들었는지는 뱃살을 체크하여 알 수 있습니다. 적절한 음식 조절과 운동을 통해 뱃살을 줄여 지방간을 치료합시다.

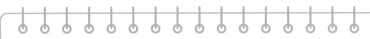

치료 후의 변화

1. 당화혈색소 낮아짐.(9.7% → 7.2%)

2. 인슐린 주사 단위 줄임.(28단위 → 20단위)

3. 수면의 질 개선됨.

4. 당뇨발저림 40% 이상 완화됨.

치료 이야기

　혈당이 안정되고 당뇨발저림이 완화되기를 바라며 한의원을 찾은 사례이다. 당뇨약을 복용하며 인슐린 주사도 맞고 있지만 당화혈색소 수치가 잘 조절되지 않고 발저림이 심한 상태였다.

　내원 당시 당화혈색소는 9.7%로 인슐린 주사를 맞고 있음에도 높은 수치를 보였다. 혈당이 잡히지 않은 지는 벌써 8년째였고, 4년 전부터는 발저림도 심해져 생활이 많이 불편한 상태였다. 무거운 것을 날라야 하고 하루 종일 서 있거나 쪼그리고 앉아서 하는 일이 많아 발목과 무릎 등이 아파서 스테로이드 주사를 2~3개월에 한 번 꼴로 맞는다고 했다. 스테로이드 주사 때문에 혈당이 높아지니 발저림 증상이 심해지는 악순환이 계속됐다.

발 관련 증상도 문제였다. 초기에는 발이 시리기만 했는데 점차 낮과 밤 상관없이 저리고 발바닥이 아프기 시작하더니 나중에는 발가락과 발등을 송곳으로 찌르는 듯한 증상까지 생겼다. 자다가 깰 정도로 심한 통증이 느껴지는 날이 일주일이면 이틀 정도 있고, 오후가 되면 마치 아지랑이가 일듯 힘이 쭉 빠져 움직이기 힘든 날도 있었다.

한약 치료를 시작했다. 종일 서 있고 무거운 것을 나르는 일이 많다 보니 발 관련 증상은 호전과 악화를 반복했다. 그래도 몸에 나타났던 증상들은 전반적으로 회복세를 보였다. 다리가 아파 파스를 붙이거나 진통제를 복용하던 횟수가 점차 줄고, 오후에 극심한 피로감을 느끼던 것도 한결 나아졌다.

더 큰 문제는 스테로이드 주사였다. 족저근막염과 무릎관절염, 발목 염증 등이 지속되다보니 스테로이드 주사를 피할 수 없었고, 한 번 주사를 맞으면 고혈당 상태가 4~5주씩 지속됐다. 당뇨를 치료하는 의사 입장에서 보니 더욱 안타까웠다.

여기에 환자의 상황상 고민과 걱정거리가 많아 항상 스트레스에 노출됐고, 체질상으로도 뇌열이 많아 혈당을 잡기에 매우 취약한 조건을 갖고 있었다.

첫 내원 시 9.7%였던 당화혈색소는 이런 여러 가지 요인으로 인해 10.3%를 거쳐 11.3%까지 높아졌다. 특단의 조치가 필요했고 스테로이드 주사를 끊기로 했다. 도저히 참을 수 없을 정도로 힘든 때를 제외하고 주기적인 스테로이드 주사는 맞지 않기로 했다. 대신 가까운 한 의원에서 침과 약침 치료를 받도록 했다.

스테로이드 주사를 끊은 지 2개월째, 거짓말처럼 당화혈색소가 9.7%까지 낮아졌다.

발 관련 증상은 여전히 호전과 악화를 반복했다. 다시 정확한 진단을 해본 결과, 당뇨로 인한 발저림이 전체 증상의 절반, 그리고 발의 외과적인 문제(족저근막염, 무릎관절염, 발목 염증 등)가 절반을 차지했다. 특히 발등 부위를 지나는 신경이 눌려 발생한 족배신경통과 10여 년 전 '허리디스크' 수술을 받은 것도 문제였다. 이런 외과적인 문제는 적극적인 도침 치료로 해결하기로 했다. 침 끝이 칼처럼 납작한 도침을 이용해 굳어 있는 유착을 풀어내야 했기 때문이다. 한약으로만 치료했을 때에 비해 외과적인 문제를 함께 치료하자 발저림은 훨씬 나아졌다. 혈액순환이 원활해져 발바닥 감각도 다시 살아나는 것 같다고 했다.

스테로이드 주사를 맞지 않은 지 5개월째, 당화혈색소는 7.2%까지 낮아졌다. 8년 넘게 잡히지 않던 혈당이 한약 치료와 스테로이드 주사 중단으로 잡히기 시작한 것이다. 28단위로 맞던 인슐린 주사도 20단위까지 줄었다. 인슐린 단위는 줄었는데 오히려 당화혈색소는 낮아지다니 큰 변화였다.

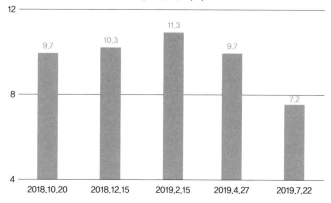

당화혈색소(%)

당뇨약을 복용하는 당뇨인들의 당화혈색소 목표 수치인 6.5%에 도달할 때까지, 그리고 당뇨로 인한 발저림과 외과적 문제도 해결할 때까지 치료는 당분간 계속될 것이다.

감기에 걸리면 혈당이 왜 오를까요?

당뇨환자라면 감기에 걸렸을 때 혈당이 올랐던 경험, 한 번쯤은 가지고 있을 거예요. 감기에 걸리면 왜 혈당이 오를까요? 감기약이 당뇨와 관련 있는 걸까요?

감기의 원인부터 살펴볼게요. 먼저 몸살감기는 말 그대로 과로로 인해 몸살이 오면서 감기에 걸리는 경우입니다. 최근 유독 일을 많이 했다거나 무리한 운동을 했다거나 잠이 부족했다거나 하는 등 면역력이 떨어지는 상황에서는 감기에 걸리기 쉽습니다. 감기에 걸렸다고 하면 이 몸살감기인 경우가 많죠. 두 번째는 바이러스가 우리 몸에 침입해 발생하는 감기인데요. 이는 외부 침입에 의한 감기이며 우리가 흔히 알고 있는 감기의 제반 증상이 나타납니다.

원인을 막론하고 어쨌든 감기가 발생하면 혈당은 보통 올라갑니다.

감기에 걸리면 스트레스 호르몬 수치가 증가하고 이로 인해 인슐린 저항성이 발생하지요. 이러한 이유로 혈당 조절이 어려워져 결국에는 혈당이 오르는 것입니다.

감기뿐 아니라 비염이 생기거나 스트레스를 많이 받은 경우, 심하게 무리를 했다거나 하는 상황에서도 마찬가지 이유로 혈당이 오를 수 있습니다. 당뇨인에게 생활습관 관리 못지않게 중요한 것이 컨디션 관리인 이유입니다.

감기약 중에서도 혈당을 올린다고 알려진 약물이 있어요. 대표적인 것이 '충혈완화제(decongestant)'입니다. 코가 충혈된 증상을 완화시켜주는 약물이라고 생각하면 됩니다. 종합감기약에도 단골로 들어가는 약물인데요. 페닐에프린, 페닐프로판올아민, 슈도에페드린 등의 성분이 이에 해당합니다. 이런 약물은 혈당을 올리는 원인이 됩니다. 때문에 당뇨인이라면 감기약을 먹을 때도 성분에 주의해야 합니다. 혈당이 잘 잡히지 않는 경우 특히 주의해야 하겠죠.

반면 감기에 걸렸을 때 복용하는 약물 중 하나인 아스피린은 혈당을 낮출 수도 있어요. 아스피린의 유효성분인 살리실산이 혈당 수치를 낮추는 효능이 있어 당뇨약과 상승작용을 일으켜 혈당을 지나치게 낮출 수 있습니다.

이렇듯 감기약에는 혈당을 올리는 약물 또는 낮추는 약물이 있고 상호작용을 하기 때문에 주의를 기울여야 합니다.

실제로 진료를 하다보면 치료가 잘되고 있어 혈당이 안정을 찾아가다가도 감기나 비염에 걸려 2주 이상, 길게는 1개월 이상 치료가 정체되거나 혈당이 더욱 높아지는 안타까운 상황이 발생합니다. 당뇨 치료만큼 중요한 것이 컨디션 관리라는 것을 잊지 말고 순조롭게 당뇨를 극복해나가길 바랍니다.

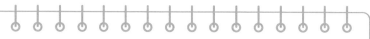

치료 후의 변화

1. 당화혈색소 낮아짐.(7.8% → 6.1%)

2. 당뇨약 중단함.(2알 → 0)

3. 어지럼증과 안구 충혈 사라짐.

4. 수면의 질 개선됨.

치료 이야기

4년째 당뇨약을 복용 중이지만 혈당이 조절되지 않았다. 당화혈색소는 7.8%로 당뇨인에게 권장하는 목표 수치인 6.5%보다 높았다. 무리한 집안일과 경제활동으로 몸살도 잦았는데, 그럴 때마다 스테로이드 주사를 맞았다. 스테로이드 주사는 혈당을 높이는 원인이다.

가장 불편한 증상은 어지럼증과 안구 충혈이었다. 이유를 알 수 없는 어지럼증이 5년 이상 지속돼왔고, 눈은 자주 충혈되고 눈동자에는 늘 실핏줄이 선명했다.

수면 습관도 좋지 않았는데, 잠들기까지 30분 이상이 걸리고, 주 3~4회 정도는 새벽녘에 깨서 다시 잠들지 못해 밀린 집안일을 하곤 했다.

한약 치료를 통해 혈당을 6.5%까지 낮추고 어지럼증과 안구 충혈도 해결하기로 했다. 새벽에 잠이 깨더라도 집안일을 하지 않도록 당부했다. 새벽에 깨서 활동하면 수면이 부족하게 되고 이로 인해 혈당이 상승할 수 있기 때문이다.

되도록 스테로이드 주사를 맞지 말라고 했으나 오랜 습관이어서인지 쉽게 고치지 못했고, 이로 인해 혈당을 잡는 데 어려움이 있었다.

치료 시작 후 1개월이 지났을 때 어지럼증이 나아지기 시작했고 잠들기까지 걸리는 시간도 20~30분으로 줄어들었다. 힘이 들 때면 얼굴쪽에 열이 오르는 증상이 있었는데 이것도 한약을 복용한 후로 줄었다.

치료 시작 후 2개월이 지났을 때 어지럼증과 안구 충혈이 아예 사라졌다. 5년 이상을 괴롭히던 증상이 해결되니 생활이 한결 수월해졌다. 더불어 머리가 맑아졌고 얼굴에 열이 나는 증상 모두 줄어들었다. 수면의 질이 좋아져 수면제를 복용하는 횟수도 줄었다. 당화혈색소는 처음보다 1%가 낮아졌다.

하지만 이후로도 최소 2주에 한 번씩은 스테로이드 주사를 맞았다. 몸살이 반복되고 몸 곳곳에 염증이 생기다보니 스테로이드를 끊을 수가 없다고 했다.

그러나 스테로이드 주사를 꾸준히 맞고 있음에도 당화혈색소 수치가 2개월 만에 처음보다 1% 낮아졌다는 것은 희망적인 소식이다. 스테로이드 주사마저 끊을 수 있다면 당뇨 완치까지 무난하게 도달할 텐데, 하는 아쉬움이 남았다.

치료 시작 후 5개월이 지났을 때도 각종 척추, 근육 통증으로 인해 여전히 스테로이드 주사를 맞고 있었지만 이전보다 맞는 횟수가 훨씬 줄었다. 스테로이드 주사를 맞을 때마다 혈당이 높아지니 이것이 가장 문제인데, 다행스럽게도 그에 비해서는 치료가 잘됐다. 당화혈색소가 처음 7.8%에서 6.0%까지 낮아진 것이다.

처음 내원 당시에는 당뇨약을 먹어도 혈당이 잘 조절되지 않아서 혈당만 조절되면 좋겠다고 했던 환자는 이제 욕심을 좀 더 내보기로 했다. 복용 중인 당뇨약 2알을 모두 끊는 것, 그리고 당뇨 완치에 이르는 것. 지금까지의 치료 경과를 보면 그리 어려운 목표는 아닐 것 같다.

하지만 당화혈색소가 6.0%까지 낮아진 상태에서 양방과 한방 치료를 계속 병행하면 저혈당 증상이 올 수밖에 없기에 양방 담당 의사와 상의해 당뇨약 1알을 줄이도록 했다. 당뇨약을 줄이면 보통 1개월~1개월 반이 지난 후 당화혈색소 검사를 한다.

환자도 1개월 후 당화혈색소 검사를 했고, 결과는 6.1%가 나왔다. 당뇨약 1알을 줄였는데도 약을 끊기 전 수치(6.0%)와 거의 비슷했다. 이후 당뇨약 1알만 남은 상태에서 여전히 당화혈색소가 낮아 양방 담당 의사와 상의하고 남은 1알도 끊었다. 지금은 최종 마무리 치료만을 남겨놓고 있다.

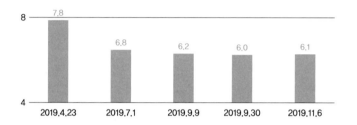

스테로이드 주사를 예전보다 줄였기에 마무리 치료까지도 그리 오래 걸리지 않을 것 같다. 어지럼증과 눈이 충혈되는 증상이 말끔히 나았고 수면의 질이 좋아져 수면제 복용도 현저히 줄었다. 무엇보다 당뇨인 스스로 치료 효과에 매우 만족했다. 남은 기간 계속 잘 관리해 완치까지 무난하게 이르기를 진심으로 바란다.

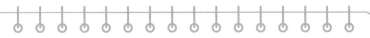

Case 9.
당뇨발저림이 호전되던 중, 개인적인 사정으로 치료를 중단했어요.

도○○ (여, 68세) | 서울시 관악구 거주 | 당뇨약 복용 13년째에 내원함.

치료 후의 변화

1. 당화혈색소 낮아짐.(8.8% → 7.1%)

2. 당뇨발저림이 50% 가까이 호전됨.

치료 이야기

도○○ 님은 글 쓰는 일을 하고 있다. 머리를 많이 써야 하고 성격이 꼼꼼해 처음 내원했을 때 뇌열이 많이 쌓인 상태였다. 당화혈색소는 8.8%였고 혈당이 잡히지 않았으며 5년 전부터 시작된 당뇨발저림도 있었다. 1년에 1~3회 정도 협심증 증상도 나타나 비상약을 지니고 다녔으며 부정맥도 살짝 있었다. 이유 없는 피로감을 호소하는 등 전체적으로 컨디션이 좋지 않았다.

특히 당뇨발저림은 해가 갈수록 점점 더 심해진다고 했다. 발뒤꿈치부터 스멀스멀 통증이 올라와 전기에 감전된 듯한 느낌과 송곳으로 찌르는 듯한 느낌에 시달리곤 했는데, 점점 더 고통스러워져 2년 전부터는 신경통약을, 급기야 2개월 전부터는 수면제를 복용하기 시작했다.

전반적인 몸 컨디션을 확인하기 위한 검사와 함께 혀, 복부 등의 상태를 확인하는 한의학적 진단을 실시했고, 뇌열을 끄기 위한 한약을 처방했다. 치료를 시작하면서 증세가 호전되지 않으면 어떡하나, 하는 걱정을 하기에 마음을 편히 먹자는 당부도 함께 했다.

치료 시작 후 1개월이 지났을 때 웃는 모습으로 환자를 만날 수 있었다. 증상이 나아져 이만하면 살 것 같다고 했다. 발뒤꿈치 증상은 없어졌으며, 발등과 정강이 쪽에 스멀스멀한 느낌이 있는데 이 역시 10% 정도 호전됐고, 송곳으로 찌르는 느낌과 벌레가 기어가는 느낌은 30% 정도 호전됐다. 매일 먹던 수면제도 이제는 발저림이 심할 때만 복용하는데, 2~3일에 1회 꼴이다. 하지만 입안마름증과 야간뇨 1회 증상은 여전했다.

그래도 당뇨발저림이 호전되는 걸 확인했으니 앞으로도 열심히 치료에 집중하기로 했다. 괜한 걱정은 증상을 악화시킬 뿐이라는 것을 환자 본인도 깨닫기 시작했다.

다시 2주가 지났고, 당뇨발저림은 증상에 따라 호전 정도가 달랐다. 발등과 정강이 부위가 스멀스멀한 건 50%, 벌레가 기어가는 느낌은 20~30% 완화됐고, 송곳으로 찌르는 느낌은 사라졌다. 입안마름증도 20% 정도 완화됐고, 피로감이 줄었으며, 몸이 가벼워졌다. 정밀검사를 해봐야겠지만, 진맥을 할 때마다 잡히던 부정맥도 사라졌다. 그렇게 서서히 호전돼가는 듯했다.

그런데 2주 후, 더 이상 치료를 받기 힘들 것 같다고 연락이 왔다. 가족 중 한 사람이 크게 다쳐 입원을 했는데 간병을 해야 하는 상황이라고 했다. 병원에서 생활해야 한다니, 치료 중에 일어난 일이라 더 안타까웠다. 발저림이 호전되고 있었고 당화혈색소는 처음 내원 시 8.8%에서 7.1%로 많이 낮아진 상태였다. 아직 본인 몸도 다 회복되지 못했는데 누군가를 돌보며 병원 생활을 하다보면 혈당이 다시 오르거나 발저림이 악화될 수도 있다. 하루 빨리 가족도 회복되고 도○○ 님도 다시 일상으로 돌아와 나머지 치료를 받을 수 있기를 바란다.

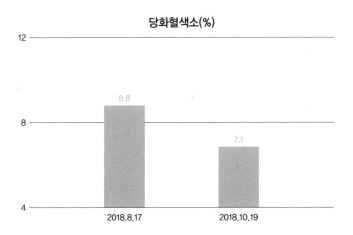

당화혈색소(%)

당뇨인이 알아두어야 할 저혈당 두 가지

당뇨에서는 혈당 조절이 안 돼 너무 높아지는 것도 문제이지만 반대로 혈당이 너무 낮아져 저혈당이 되는 것도 문제여서 항상 저혈당에 대해서도 대비하고 있어야 합니다. 저혈당을 판단하는 기준은 저혈당에서 나타나는 일반적인 증상이 있으면서 혈당이 80mg/dL 미만인 경우 또는 증상은 없지만 혈당이 70mg/dL

미만인 경우, 이렇게 두 가지입니다.

저혈당 증상에도 크게 두 가지가 있습니다. 하나는 자율신경성 증상이고 또 하나는 신경저혈당 증상이지요. 둘은 어떻게 다를까요? 어느 쪽이 더 위험한지, 증상이 나타나면 어떻게 대처해야 하는지 알아보겠습니다.

먼저 자율신경성 증상에 대해 알아보겠습니다.

혈당을 낮추는 호르몬은 인슐린 하나뿐이지만 반대로 혈당을 올리는 호르몬에는 아드레날린, 글루카곤, 부신호르몬, 성장호르몬 등 여러 가지가 있습니다. 이중 '아드레날린'의 분비가 증가해 나타나는 증상을 자율신경성 증상이라고 부릅니다. 아드레날린은 교감신경이 항진됐을 때 분비되는데, 교감신경은 '자율신경' 중 하나이기 때문에 아드레날린으로 인한 저혈당 증상을 '자율신경' 증상이라고 부르는 것이지요. 자율신경에 관한 자세한 것은 꽤 복잡한 개념이니 여기에서는 이 정도로 설명하겠습니다.

교감신경은 우리가 긴장하거나 화가 났을 때 항진됩니다. 예를 들어 깊은 산속에 혼자 있다가 멧돼지를 만났다고 가정해볼게요. 어떻게 될까요? 식은땀이 나고 불안하고 떨리고 심장이 빨리 뛰겠죠. 혈관이 수축해서 입술이나 손가락의 감각이 무뎌지고 얼굴은 창백해질 거고요. 바로 이런 증상들이 우리가 흔히 알고 있는 저혈당 증상입니다.

자율신경성 증상은 보통 혈당이 65~70mg/dL 이하일 때 나타나지만 간혹 혈당이 비교적 높아도 나타날 수 있습니다. 예를 들어 심한 고혈당에서 빠른 속도로 혈당이 낮아진 경우에도 저혈당 증상을 느낄 수 있어요. 이 경우 저혈당 기준 수치보다는 높더라도 저혈당 증상을 느끼기 때문에 사탕, 초콜릿, 주스 등을 섭취해 당을 보충해야 합니다.

그렇다면 신경저혈당 증상은 무엇일까요? 쉽게 말하면 저혈당이 더 많이 진행된 상태를 뜻합니다. 신경저혈당 증상은 자율신경성 증상의 혈당 수치 (65~70mg/dL 이하)보다 낮은 50~55mg/dL에서 시작됩니다.

우리 뇌는 포도당을 주요 에너지원으로 사용합니다. 그런데 저혈당이 지속되고 뇌에 필요한 포도당이 점점 줄어들면 뇌가 손상되겠죠? 신경저혈당 증상은 그러한 상황에서 나타나는 증상이라고 이해하면 쉽습니다.

대표적인 신경저혈당 증상에는 어지럼증, 졸음, 시야 흐려짐, 듣기 어려움, 말 느려짐, 집중력 저하, 두통, 의식 저하, 경련 등이 있습니다. 이는 저혈당이 오래 지속되어 뇌 손상이 발생한 것으로, 계속되면 위험한 상황까지 갈 수 있어요. 따라서 저혈당 증상이 있을 때 혈당을 재보니 50~55mg/dL 이하라면 바로 대응을 해야 합니다. 특히 의식이 없거나 경련이 발생한 경우에는 혈당을 높이는 호르몬인 글루카곤을 주사합니다. 신경저혈당 증상이 발생하면 보통의 경우 스스로 조치할 수 없고 주변 사람들의 도움을 받아야 하기 때문에 평소 저혈당이 심하게 자주 온다면 주변 사람들에게 미리 알려두는 것이 좋습니다.

주변에 알려둘 때는 다음의 사항을 당부하세요.
우선 의식이 없는 경우 깨어날 때 구토를 할 수 있으니 질식을 예방하기 위해 옆으로 눕혀달라고 하세요. 음식이나 음료를 억지로 먹이는 것도 질식을 유발할 수 있으니 절대 먹이지 말라고 당부하고요. 글루카곤을 주사할 때는 보통 성인의 경우 1회에 1mg을 투여합니다. 소아당뇨인 경우 체중에 따라 투여량이 다른데, 10kg 정도이면 0.3mg을, 20kg 정도이면 0.6mg을 투여합니다. 글루카곤은 빠른 흡수를 위해 근육에 주사하도록 하고요. 이때 주사를 놓을 사람이 없거나 주사를 놓은 후에도 좋아지지 않으면 되도록 빨리 응급실로 데려갑니다.
증세가 호전되어 음식물을 삼킬 수 있는 상태가 되면 흡수가 빠른 과일주스나 포도당, 정제 꿀 등을 먹여 혈당을 높이도록 하세요.

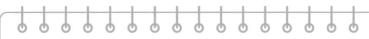

치료 후의 변화

1. 당화혈색소 낮아짐.(8.4% → 7.3%)

2. 당뇨약 줄임.(2알 → 1알)

3. 요당 정상화.

치료 이야기

이○○ 님은 76세의 고령 당뇨인이다. 당뇨약을 7년째 복용 중이었는데 3개월 전부터 혈당이 잡히지 않아 본원을 찾았다. 목표는 당뇨약 줄이기. 첫 상담에서 복용 중인 당뇨약 2알을 1알로 줄이는 것이 목표라고 했다.

첫 내원 상담에서 혈당이 오른 이유가 라면 때문으로 보인다고 했다. 라면이 맛있어 일주일에 두 번 정도 먹기 시작한 후로 혈당이 오른 것 같아 더 이상 라면을 먹지 않고 있다고 했다. 내원 당시 당화혈색소는 8.4%, 평소 공복혈당은 160mg/dL 정도였다.

그 밖의 한의학적 진단 결과 스트레스와 수면 부족 등으로 뇌열이 많은 체질이었다. 뇌열을 내리는 것 위주로 한약을 처방했다.

1개월 조금 안 되게 한약을 복용하고 다시 혈당을 체크했더니 공복 혈당이 130mg/dL 전후까지 낮아졌다. 라면은 철저히 먹지 않고 운동을 조금 무리해서 한다고 했다. 요당은 여전히 4+였다. 혈당과 요당 모두 치료가 필요하다는 것을 알렸고 밤 11시 전에는 취침해 공복혈당을 관리하도록 당부했다.

한약 치료 후 2개월이 조금 안 돼 당화혈색소를 검사했을 때 7.3%가 나왔는데, 처음 8.4%에 비해 많이 내려간 수치였다. 치료 시작 후 2개월 만에 일어난 변화였다.

더불어 공복혈당은 110mg/dL 후반으로 나와, 이 역시 처음 검사했을 때의 160mg/dL에 비해 많이 내려간 상태이다. 요당은 처음 4+에서 3+로 낮아졌다.

치료에 있어 환자의 의지는 무엇보다 중요한데, 환자는 점차 나아지는 결과를 확인하며 의지가 더욱 확고해져 열심히 운동하고 마음을 편히 먹으려 한다고 했다.

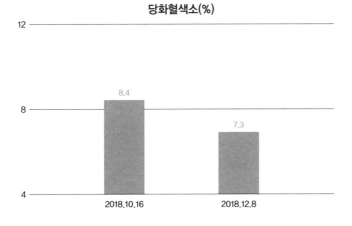

임의로 당뇨약 1알을 끊어봤는데 혈당 조절에 문제가 없더라고 했다. 오히려 공복혈당이 109mg/dL, 111mg/dL 등으로 많이 낮아진 것으로 나타났다. 식후혈당도 140mg/dL 전후였고, 무엇보다 마지막 내원 시 요당이 거의 정상범위까지 줄었다. 최종 당화혈색소 수치는 7.3%였는데, 이는 환자 나이를 고려했을 때 당뇨인의 일반적 목표 수치인 6.5%까지는 아니더라도 적절한 수치로 판단된다.

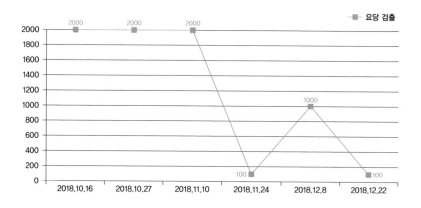

이○○ 님의 사례는 한약 치료를 하면서 혈당과 요당 관리뿐 아니라 수면과 식습관, 운동, 스트레스 조절 등등 일상 생활습관이 바르게 자리 잡은 것이 보람 있었던 경우이다. 스스로의 노력으로 목표치를 이뤄 뿌듯해하는 환자를 보며 의사로서 큰 기쁨을 느꼈다. 또한 고령의 당뇨인이 혈당을 잡기가 어렵다는 선입견을 의사인 나 스스로도 바꿀 수 있는 좋은 계기가 되었다. 환자가 현재의 건강 상태를 계속 잘 유지하기를 바란다.

당뇨전단계, 당뇨약 복용이냐! vs. 생활습관 교정이냐!

미국 국립보건원에서 1998년부터 2001년까지 3000명 이상의 당뇨전단계 환자들을 대상으로 '당뇨 예방 프로그램'이라는 대규모 임상 실험을 시행했습니다. 당뇨전단계 환자들을 생활습관 교정 그룹, 경구혈당강하제인 메트포르민 (Metformin)을 복용한 그룹, 그리고 아무 치료도 하지 않은 그룹 이렇게 셋으로 나누어 3년간 관찰한 것이죠. 어떻게 되었을까요?

우선 메트포르민이라는 당뇨약을 복용한 참가자들은 아무런 치료를 하지 않았던 그룹에 비해 2형 당뇨 발생 위험이 31% 낮아졌다고 합니다.

생활습관 교정 그룹의 경우 지속적인 음식 조절과 운동을 위해 전문가의 개별 지도를 받았는데요. 음식을 조절하고 일주일에 2시간 30분씩 운동을 해 7% 정도 체중을 감량한 결과, 2형 당뇨 발생 위험도를 58%까지 감소시켰다고 합니다. 이는 약물 치료의 2배에 가까운 효과였습니다.

결론적으로 당뇨약을 복용한 그룹과 아무 치료도 하지 않은 그룹에 비해 생활습관 교정을 받은 그룹의 당뇨 발생 위험이 가장 낮았습니다.

생활습관 교정 효과는 놀랍습니다. 참여했던 모든 연령, 모든 인종의 사람들에게 효과가 있었고, 당뇨 예방뿐만 아니라 혈압 및 콜레스테롤을 떨어뜨리는 데에도 매우 효과적이었다고 합니다.

3년간 진행했던 이 실험은 그 후 7년간 더 지속됐습니다. 실험을 조금 바꿔 예전과 달리 세 그룹 모두 생활습관을 교정하도록 교육받았고, 전과 같은 개별 지도는 없었습니다. 즉 생활습관 교정 그룹의 경우 예전과 같은 개별 지도 없이 교육만 받은 채 스스로 생활습관을 교정하도록 했습니다. 당뇨약인 메트포르민을 복용하던 그룹은 여전히 약을 복용하면서 생활습관 교정 교육을 받았고, 아무 치료도 하지 않던 그룹도 생활습관 교정 교육을 받았습니다.

7년 후 결과는 어땠을까요?

운동 및 음식 조절에 대해 철저한 개별 지도를 받지 못하자 생활습관 교정도 지속되지 못했다고 합니다. 이는 처음 임상 실험에서 개별 지도를 받았던 그룹도 마찬가지였습니다. 개별 지도가 없자 생활습관 교정의 정도가 느슨해졌고, 당뇨 발생 예방 및 지연 효과는 18% 정도로 나타났습니다. 그런데 메트포르민을 복용한 그룹의 경우 처음 임상 실험 때와 달리 당뇨 예방 효과가 타 그룹에 비해 34% 정도 더 좋았습니다.

위의 연구를 보고 두 가지 해석을 할 수 있겠죠. 하나는 당뇨약을 먹어야 한다는 주장입니다. 생활습관을 철저하게 교정하지 못하는 상황에서는 당뇨약을 복용한 그룹에서 당뇨 예방 효과가 가장 컸는데, 현대인의 경우 이와 비슷한 상황이니 당뇨약을 복용하는 게 낫다고 주장할 수 있습니다.

다른 하나는 당뇨약 복용 대신 생활습관을 철저히 교정하면 된다는 주장입니다. 그렇게 되면 당뇨 발병 위험률을 당뇨약 복용 그룹에 비해 더 낮출 수 있으니까요.

여러분이 당뇨전단계, 당뇨 초기라면 무엇을 선택하겠습니까?

당뇨약이야 언제든지 복용을 시작할 수 있으니 먼저 먹고 자고 운동하는 일상적인 생활습관부터 바로잡는 것이 더 바람직하지 않을까요?

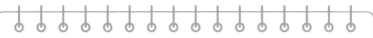

Case 11.

직업상 바꾸기 어려웠던 생활습관을 바로잡아
혈당 문제를 극복했어요.

하○○(남, 59세) | 경기도 고양시 거주 | 당뇨약 복용 3년째에 내원함.

치료 후의 변화

1. 당화혈색소 낮아짐.(9.5% → 7.9%)

2. 입안마름증 없어짐.

3. 소변 거품 70% 완화됨.

4. 야간뇨 횟수 줄어듦.(2~3회 → 1~2회)

치료 이야기

하○○ 님은 주야간이 바뀌는 근무 형태로 일하다보니 수면 패턴이
일정하지 못했다. 밤늦은 시간에 야식을 먹으면서 술을 마시는 일도
잦았다. 바로 이런 점들이 당뇨 치료를 가장 크게 방해하는 요소였다.

처음 내원했을 때 하○○ 님의 당화혈색소는 9.5%였다. 다니던 병
원에서는 인슐린 주사를 권했다. 인슐린 주사는 절대 맞지 않겠다는
마음으로 한의원을 찾았다.

평소 근무 환경이나 식습관, 수면 패턴 때문에 치료는 아주 더딜 수
있다는 것을 미리 이야기하고, 되도록 한식 위주의 식생활을 하도록
권했다. 빵, 떡, 과자, 탄산음료, 주스 등도 자제하도록 했다. 취침 시간

이 일정하지는 않더라도 하루 7시간 이상을 수면에 할애하도록 당부했다. 당뇨인에게 빼놓지 않고 강조하는 것이 한식 섭취와 이른 취침이다. 운동은 매일 지키지 못하는 경우가 많지만 식사와 잠은 매일 반복할 수밖에 없는 것이므로 이것만 철저히 지켜도 큰 효과를 볼 수 있다. 당뇨인 본인의 의지와 노력으로 충분히 가능한 일이다.

치료가 더딜 것이라는 예상과 달리 한약 치료를 시작하고 2주가 지났을 때 여러 측면에서 동시에 호전 반응이 나타나기 시작했다. 소변에 거품이 심하던 것이 60% 가까이 줄었고 입안마름증도 절반 가까이 완화됐다. 수면도 깊어졌으며 식후혈당 230mg/dL이던 것이 180~200mg/dL 정도로 내려왔다. 평소 2~3회를 보던 야간뇨도 1~2회로 줄었다. 걱정했던 것보다 치료가 빠를 것 같아 희망적이었다.

그러던 중 환자가 독감에 걸려 컨디션이 악화됐고, 이 때문에 일시적으로 혈당이 많이 올랐다. 감기만 걸려도 혈당이 확 오르는데 독감은 그 폭이 더 크고 오래간다. 독감을 어찌나 심하게 앓았는지 그 뒤로 밥맛도 줄고 미각과 후각에 이상이 왔다. 몸이 스트레스를 극심하게 받거나 크게 아프고 나면 미각이나 후각에 이상이 생겨 맛도 냄새도 못 느끼는 경우가 있는데, 바로 그 경우였다. 다행히 독감이 낫고 몸을 추스르면서 이런 증상은 점차 사라졌다.

20일 정도 고생한 뒤 독감에서 벗어났다. 여전히 7시간 이상 수면을 취하려고 노력했으며, 줄였던 식사량은 오히려 늘렸다. 식사량을 줄인 상태로 치료하면 혈당이 빨리 잡힐 수 있어 어쩌면 더 좋을 것 같지만, 장기적으로 그 식사량을 계속해서 유지하지 못하면 언젠가는 혈당이 다시 오른다. 결국 근본적인 해결책이 아닐 수 있어 한약 치료 초기에는 오히려 음식 섭취량을 늘리게 한다. 필요한 만큼 음식을 먹어도 혈당을 잘 조절할 수 있는 상태를 만드는 것이 궁극적인 치료라고 생각하기 때문이다.

치료 시작 후 2개월이 지났을 때 당화혈색소는 9.5%에서 8.3%로 낮아졌다. 음식 섭취량이 늘고 직업상 취침 시간이 매일 바뀌는데도 혈당은 잡혀간 것이다. 그 후로도 치료는 순탄했다. 120~160mg /dL 정도 나오던 공복혈당이 110mg/dL 전후로 나왔고, 가끔은 99~100mg/dL도 나왔다. 소변 거품의 양과 지속 시간도 계속 줄어들어 70%가 완화됐으며 입안마름증은 거의 사라졌다. 당화혈색소는 7.6%까지 낮아졌다.

난관은 또 있었다. 이가 아파 진통제를 복용했던 것. 진통제 때문에 혈당이 올랐다. 계속되는 치통에 결국 발치를 하게 되면서 한동안 진통제를 계속 복용했다. 7.6%까지 낮아졌던 당화혈색소는 치통으로 인한 컨디션 악화와 진통제 때문에 7.9%까지 높아졌다. 이처럼 당뇨를 치료하는 동안은 예기치 못한 변수들이 수시로 생기곤 한다. 하○○님의 경우도 독감과 치통이 아니었다면 당화혈색소가 6%대로 무난하게 낮아졌을 것이다.

당화혈색소(%)

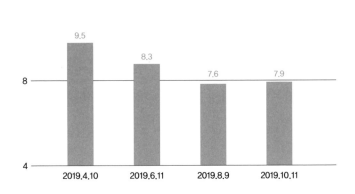

혈당도 낮아지고 소변 거품과 야간뇨, 입안마름증도 완화되는 등 전반적으로 컨디션이 좋아졌는데, 먼 곳으로 발령을 받아서 치료는 당분간 쉬기로 했다. 내년이면 은퇴를 하기에 그때까지는 스스로 생활습관과 컨디션을 잘 조절하고, 이후에도 치료할 부분이 있다면 다시 한방치료를 이어가기로 했다. 당뇨를 치료하기에 우호적이지 않은 조건 속에서도 꿋꿋하게 한식 섭취와 7시간 이상 수면을 위해 노력했기에 가능한 결과였다. 본원에 다니지 않는 동안에도 이런 생활습관을 유지한다면 혈당 관리에 큰 무리가 없을 것으로 보인다.

미세먼지는 당뇨에도 적!

미국 환경보건단체인 보건영향연구소(HEI : The Health Effects Institute)에 따르면 전 세계 10대 사망 위험 요인 중 6위가 미세먼지라고 합니다. 놀랍게도 미세먼지는 당뇨와도 밀접한 관련이 있습니다. 어떤 상관관계가 있는 걸까요?

미세먼지란 여러 가지 성분으로 이루어져 공기 중에 떠다니는 물질을 이릅니다. 대부분 자동차의 배기가스, 산업단지 등에서 발생하는 유해물질이 원인이지요. 눈으로 분간하기 어려울 정도의 아주 작은 먼지로, 지름 $10\mu m$ 이하 크기를 가지고 있는데요. 특히 요즘 큰 문제가 되고 있는 초미세먼지는 미세먼지 중에서도 지름 $2.5\mu m$ 이하 크기를 가진 입자로 담배 연기나 연료 연소 시에 생성됩니다. 이렇게 작은 먼지 입자들은 폐포(허파꽈리)를 직접 통과해서 혈액을 통해 전신으로 유입될 수 있기 때문에 우리 몸을 크게 위협합니다.

미세먼지에 노출되면 호흡기 및 심혈관계 질환이 발생할 수 있고 사망률도 증가한다고 알려져 있습니다. 우선 많은 양의 미세먼지 및 초미세먼지에 급격히 노출되면 기도 자극으로 인한 기침과 호흡 곤란을 일으키고 천식이 악화되며 부정맥이 발생할 수 있습니다. 일상적으로 노출되면 폐 기능이 감소하고 만성기관지염이 증가하며 사망률 또한 높아질 수 있고요. 특히 심장이나 폐 질환자, 아이와 노인, 임산부는 미세먼지 노출에 의한 영향이 더 큰데요. 건강한 성인이어도 장기적으로 높은 농도에 노출되면 일시적으로 이런 증상들을 경험하게 됩니다.

그렇다면 미세먼지와 당뇨는 어떠한 관련이 있을까요? 미세먼지는 모든 장기를 공격하는 것이 문제입니다. 때문에 미세먼지가 간, 췌장, 혈관, 자율신경계 등을 위협하면 이로 인해 인슐린 저항성이 발생할 수 있습니다. 인슐린 저항성이 유발되면 당뇨는 더 악화되겠지요.

연구를 통해서도 미세먼지와 당뇨 간의 상관관계가 밝혀졌습니다. 미국 워싱턴 대학교 의과대학 연구팀에 따르면 2016년에 미세먼지로 인해 전 세계적으로 320만 명의 2형 당뇨 환자가 발생했다고 합니다. 이는 그해 신규 당뇨 환자의 14%에 해당되는 수치라고 하네요.

미세먼지를 피해야 하는 이유, 충분히 이해되지요? 미세먼지가 심한 날에는 가급적 외출을 삼가고, 외출할 때는 반드시 마스크를 착용하기 바랍니다.

3

포기하고 있던 당뇨발저림을 치료했습니다!

- 대표적인 당뇨합병증, 발저림을 한방 치료로 극복하다

세 번째 치료 사례 그룹에서는 당뇨의 대표적 합병증인 '발저림'을 치료한 이야기를 하려고 한다. 한의원에 오기까지 당뇨인은 각자 할 수 있는 여러 가지 치료 방법을 시도해보고 의학적 정보도 찾아가며 최선의 노력을 다한다. 그럼에도 불구하고 발저림이 나아지지 않을 때 한의학적 치료를 고민하는 경우가 꽤 많다.

실제 한의학으로 치료했던 환자들의 생생한 사례를 소개한다. 더불어 당뇨로 인한 발저림은 왜 발생하고, 한의학적 치료는 어떻게 이루어지는지, 발저림을 유발하는 다른 질환에는 어떤 것이 있는지도 하나하나 살펴보자.

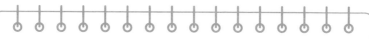

Case 1.

한약으로 저혈당 증상과 발저림을 완치했어요.

류○○(여, 69세) | 서울시 마포구 거주 | 당뇨약 복용 10년째에 내원함.

치료 후의 변화

1. 당화혈색소 안정화.(8.3% → 6.6%)

2. 인슐린 주사 단위 줄임.(32단위 → 16단위)

3. 당뇨발저림 완치됨.

4. 저혈당 증상 사라짐.

치료 이야기

10년 전 당뇨 진단을 받고 처음부터 인슐린 주사를 맞았다. 먹는 당뇨약을 비롯해 고지혈증약과 혈압약까지, 복용하는 약의 양이 점차 늘어났다. 인슐린 주사 단위를 늘려도 혈당이 잡히지 않고 들쑥날쑥했다.

특히 공복혈당이 매우 높았고, 당화혈색소도 8.3%였다. 고혈당과 동시에 저혈당 증상도 자주 나타났는데, 인슐린 주사를 맞고 있었기에 식사량 조절에 실패하면 어김없이 어지럽고 식은땀이 났다.

류○○ 님은 혈당이 들쑥날쑥할 때마다 인슐린 양을 줄였다 늘렸다 했고 이를 큰 문제라 생각하지 않았다. 인슐린에 의존해 그때그때 자가 조절을 했던 것이다. 한의원을 찾게 된 것도 혈당이 아닌 발저림 때문이었다.

1년 전부터 시작된 당뇨발저림으로 자다 깨기 일쑤였고 발이 꼬이며 쥐가 나면 한참 동안 애를 먹었다. 발저림 자체로도 고통스러웠지만 잠을 깊이 잘 수 없어 삶의 질이 떨어지는 것이 문제였다. 숙면이 어려우니 혈당이 높아지고 혈당이 높으니 인슐린 양이 늘어났다. 인슐린 양 조절에 실패하면 저혈당 증상이 나타났고, 저혈당으로 어지러울 때마다 사탕, 초콜릿, 빵 등을 먹어 다시 혈당이 높아지는 악순환이 반복됐다.

이에 먼저 당뇨 상태를 확인하기 위한 각종 한의학적 검사와 진단을 했다. 당화혈색소는 8.3%로 혈당이 조절되지 않고 있었고, 요당도 2+ 상태였다. 다른 요인도 있겠지만 요당으로 인해 발저림 증상이 유발될 수 있음을 설명했고, 요당을 비롯한 몸의 제반 문제들을 한약으로 치료하기로 했다. 지금까지는 인슐린 주사를 아침에 20단위, 저녁에는 8~12단위 정도 맞으면서 혈당 수치에 따라 줄였다 늘렸다 했으나, 앞으로는 인슐린 양을 고정시키기로 했다. 고혈당과 저혈당을 왔다 갔다 하는 몸의 문제를 치료하는 게 우선이었기 때문이다. 또한 장기적으로 봤을 때 혈당 수치에 따라 인슐린 양을 조절하면 정작 혈당을 잡는 데 실패할 위험이 크기에 인슐린을 일정하게 맞는 것이 보다 안정적으로 혈당을 조절하는 데에 도움이 될 수 있기 때문이다.

한약을 복용한 지 일주일 만에 발저림 증상이 70% 완화됐고, 요당도 나오지 않았다. 반복되는 저혈당 증상 때문에 내과의사와 상의하여 인슐린 양을 처음보다 줄이고 일정하게 유지했다. 다행히 저혈당 증상도 차차 나아졌다. 남아 있는 저혈당 증상을 없애려면 인슐린 양을 더 줄여야 하는데, 이렇게 되면 반대로 혈당은 계속해서 오를 수 있음을 알렸다.

한약 치료를 시작하고 3개월이 지났다. 이제 저혈당 증상은 거의 사라졌고 발저림 증상은 90% 개선됐다. 발저림이 호전되니 수면도 좋아지고 삶의 질 또한 높아졌다. 완전히 사라지지 않는 저혈당 증상 때문에 의사와 상의하여 인슐린은 더 줄였으며 현재 아침 12단위, 저녁 4단위를 맞고 있다. 처음에 비해 상당히 줄어든 양이다. 앞서 말했듯 이럴 경우 혈당이 높아질 우려가 있는데 놀랍게도 당화혈색소를 체크해 보니 6.6%였다. 처음 내원 시 8.3%였던 것에서 6.6%로 낮아져 혈당 조절도 잘되고 있음을 확인했다.

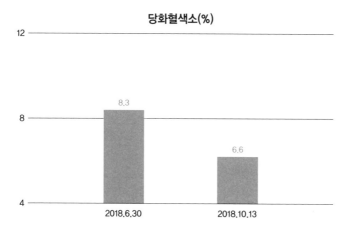

인슐린 주사를 혈당 수치에 따라 임의로 조절하는 것은 선택 사항이다. 하지만 류○○ 님처럼 고혈당과 저혈당을 오락가락하는 상황이라면 환자 스스로 임의로 조절하는 게 불가능하다. 오히려 인슐린 양은 고정하고 몸 상태와 생활습관을 개선해 저혈당과 고혈당을 오가지 않도록 치료하는 것이 필요하다. 류○○ 님의 경우는 인슐린 주사를 맞는 당뇨인도 고혈당과 당뇨발저림 등의 증상을 이겨낼 수 있음을 보여준 사례이다.

당뇨발저림, 이제 집에서도 진단할 수 있어요.

당뇨병성 말초신경병증은 흔히 말하는 '당뇨발저림'을 전문적으로 이르는 용어입니다. 당뇨병성 망막증, 당뇨병성 신증과 더불어 당뇨인에게 가장 흔히 나타나는 3대 합병증의 하나이지요. 당뇨병성 말초신경병증은 발에 상처가 생기고 그 상처가 잘 아물지 않아 결국 궤양이 되고 괴사로 진행돼 심하면 부위를 절단해야 하는 상황에 이르는 증상입니다. 발과 관련된 당뇨합병증이 무서운 이유는 바로 이 때문이에요.
당뇨발저림은 위 전체 과정 중 맨 처음 나타나는 증상이라고 볼 수 있습니다. 따라서 당뇨발저림을 잘 치료하는 것이 당뇨병성 말초신경병증으로 인해 결국 발을 절단하는 심각한 상황을 막는 가장 지혜로운 방법이라 하겠습니다.

당뇨발저림을 치료하려면 증상을 조기에 진단하는 것이 중요합니다.
병원에서 발저림이 다른 원인의 신경병증이 아님을 확인하고, MNSI(Michigan Neuropathy Screening Instrument) 설문 조사를 비롯한 진동 감각 검사, 10g 모노 필라멘트 검사, 발목 반사 검사 등의 여러 가지 검사 중 한두 가지 추가 검사를 해서 이상이 확인되는 경우 당뇨병성 말초신경병증이라고 진단하게 됩니다.
참고로, 빌지림 증상이 있을 때 병원에 가지 않고도 스스로 진난해볼 수 있는 방법을 알려드릴게요. 이를 위해 다음의 'MNSI 설문 조사'도 함께 해보겠습니다. 설문 조사 항목은 총 15개로, '예' 또는 '아니요'로 답하면 됩니다.

당뇨병성 말초신경병증 설문 조사

	평소에 이런 적이 있나요?	예	아니요
1	발 또는 다리에 저린 느낌이 있습니까?		
2	발 또는 다리에 화끈거리는 통증을 느낀 적이 있습니까?		
3	발에 무엇이 닿을 때 과민하게 느낍니까?		
4	발 또는 다리에 갑자기 쥐가 납니까?		
5	발 또는 다리에 찌르는 듯한 느낌을 받은 적이 있습니까?		
6	이불이 피부에 닿을 때 아픔을 느낍니까?		
7	목욕할 때 뜨거운 물과 차가운 물을 구분할 수 있습니까?		
8	발에 피부가 까진 상처가 생긴 적이 있습니까?		
9	의사로부터 '당뇨병성 말초신경병증'이라고 진단받은 적이 있습니까?		
10	다리나 발에 마비가 있습니까?		
11	다리나 발의 증상이 밤에 더 심해집니까?		
12	걸을 때 다리가 아픕니까?		
13	걸을 때 발에 감각을 느낄 수 있습니까?		
14	발의 피부가 너무 건조해서 자주 갈라집니까?		
15	발이나 발가락을 자르는 수술을 받은 적이 있습니까?		

총 15개 항목을 다 작성했나요? 점수를 매겨보겠습니다. 우선 4번과 10번 항목은 신경계 증상이 아닌 혈관계 증상에 해당하기 때문에 점수에 포함하지 않습니다. 15개 중 2개가 빠지니 13개 항목이 남았어요. 점수를 매겨봅니다. 7번과 13번 항목은 '아니요'라고 답했으면 1점, '예'라고 답했으면 0점, 나머지 항목은 '예'라고 답했으면 1점, '아니요'라고 답했으면 0점입니다. 즉, 1번, 2번, 3번, 5번, 6번, 8번, 9번, 11번, 12번, 14번, 15번 총 11개 항목은 '예'라고 답했으면 1점, '아니요'라고 답했으면 0점, 7번과 13번 항목은 '아니요'라고 답했으면 1점, '예'라고 답했으면 0점, 그리고 4번과 10번 항목은 점수를 매기지 않습니다.

0점에서 13점까지의 점수가 나올 거예요. 점수가 높을수록 말초신경병증 증상이 심한 것을 의미해요. 3점 이상이면 말초신경병증을 의심할 수 있고, 7점 이상이면 말초신경병증이 있음을 나타냅니다. 만일 본인의 점수가 7점이 넘는다면 반드시 병원에서 구체적인 검사를 받아보도록 하세요.

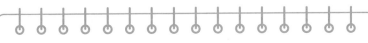

Case 2.
인터넷을 검색하며 스스로 선택한 한의학 치료,
긍정적인 마인드로 치료에 성공했어요.
강○○(남, 77세) | 경기도 양주시 거주 | 당뇨약 복용 15년째에 내원함.

치료 후의 변화

1. 당화혈색소 안정화.(7.8% → 6.5%)

2. 당뇨발저림 완치됨.

치료 이야기

강○○ 님은 혈당이 잡히지 않아 고민 끝에 한의원을 찾았다. 2주 전부터는 발저림 증상까지 생겨 더 이상 방치하면 안 될 것 같다는 생각도 들었다. 인터넷 검색을 통해 본원을 알게 됐다고 하는데, 본인의 증상에 대해 심각성을 인지하고 직접 병원을 알아봐 찾아오는 환자는 대체로 치료에 매우 적극적이다. 치료 방향을 어떻게 잡으면 좋을지 결정하고자 몇 가지 검사를 실시했다.

다행히 당뇨발저림 증상은 아직 심하지 않았지만 자는 도중 발에 쥐가 나서 깨거나 발을 쭉 뻗을 때도 쥐가 잘 난다고 했다.

당화혈색소 검사 결과는 7.8%로 당뇨약 2알을 복용 중임에도 혈당이 잘 조절되지 않는 상태였다.

한의학적 진단 결과 뇌열이 많아 당뇨가 생겼다고 판단해 뇌열을 _끄_는 한약을 처방했다.

당뇨인의 경우 보통 2주에 한 번씩 내원해 진료를 받는다. 당뇨는 복합적인 문제이기 때문에 2주마다 건강 상태를 체크해서 잘못된 생활습관이 있으면 고치도록 하고, 그사이 여러 변수가 있었는지를 파악해 대처해야 하기 때문이다.

　그러나 강○○ 님은 양주에서 본원까지 먼 거리를 다녀야 했기 때문에 1개월에 한 번씩 내원하는 것으로 정했다. 대신 평소 생활습관을 스스로 점검하고 변수가 생겼을 때는 잘 기록해 이야기하기로 했다. 이후로 스케줄을 정확히 지켜가며 내원하고 치료를 받았다.

　치료 시작 후 2개월이 지났을 때 당화혈색소를 검사했다. 결과는 7.9%. 처음 내원 당시 7.8%였으니 비슷한 수치였다. 한약 치료 효과가 있었다면 당화혈색소가 낮아졌어야 하는데 당황스러운 결과였다. 77세의 고령이다보니 소변, 수면, 소화 등의 변화를 제대로 파악하기 어려운 점도 있었다. 타고난 체질의 문제인 건지 아니면 노화로 인한 현상인지 구별이 필요했다.

　한약을 잠시 바꿔보기도 했지만 뇌열을 내리는 치료가 무엇보다 필요한 상태였기 때문에 계속해서 처음과 같은 한약을 복용했다.

　치료 시작 후 3개월이 지났을 때, 평소 다니던 양방 병원에서 당화혈색소를 측정해보니 6.9%가 나왔다. 더디긴 하지만 꾸준히 치료를 하니 드디어 효과가 나타나기 시작한 것이다.

　이로부터 2개월이 경과했고, 정강이저림을 비롯한 당뇨발저림 증상도 뚜렷하게 약해졌다. 최근 3주 동안은 정강이저림이 없었고 예전보다 강도도 약해져서 종합적으로 판단했을 때 발저림 증상이 처음에 비해 50~60% 호전됐다고 환자 스스로 느끼고 있었다.

처음부터 꾸준하게 나오던 요당(3+ 이상)과 단백뇨(1+)는 여전히 검출됐다. 왜 줄지 않는지 알아보기 위해 평소 다니는 양방 병원에서 혈액검사 결과지를 가져오도록 했다. 이를 통해 요당과 단백뇨가 신장 기능 저하로 인한 것인지 당뇨로 인한 것인지 밝힐 필요가 있었다.

아직 혈액검사 결과지는 받아보지 못했지만, 치료 시작 후 5개월 반이 지난 시점에서 당화혈색소는 6.5%였고 정강이저림은 사라졌다. 처음 치료를 시작할 때 설정한 목표는 발저림과 혈당의 안정화였다. 결과적으로 혈당은 당뇨인의 당화혈색소 목표 기준인 6.5%에 도달했고 발저림도 개선되어 치료를 종료했다. 환자 스스로는 목표를 달성해 긍정적인 결과라고 생각했지만 담당 의사로서 아직까지 아쉬운 점은 요당과 단백뇨의 원인을 파악하지 못한 것이다. 혈액검사 결과지를 받아보지 못해 여전히 염려스럽다. 혹시 신장 기능에 문제가 있는 것은 아닌지…….

늘 긍정적이고 여유로운 마음가짐으로 치료에 적극적으로 임했던 강○○ 님이 지금의 생활습관과 혈당을 잘 유지하면서 건강하게 지내길 바라는 마음이다.

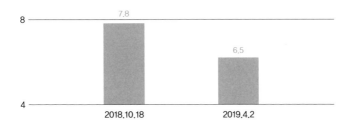

당화혈색소(%)

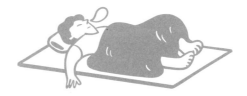

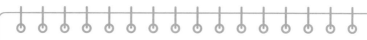

치료 후의 변화

1. 당뇨발저림 완치됨.

치료 이야기

최○○ 님은 당뇨발저림으로 내원했다. 손보다 발이 심했고, 시리는 건 한동안 있다가 지금은 없고 저리는 증상만 있었다. 최근 측정한 당화혈색소가 6.7%로, 당뇨 초기였다. 흔히 당뇨가 오래되고 혈당이 잘 조절되지 않으면 당뇨합병증이 온다고 말한다.

하지만 진료해보면 이렇게 당뇨 초기인데도, 혈당이 높지 않은데도 당뇨합병증이 오는 경우가 꽤 많다. 당뇨 초기라고 해서, 혈당이 잘 조절되고 있다고 해서 당뇨합병증을 피해갈 수 있는 건 아니다.

여러 가지 문진 후 간 기능 저하로 진단하고 그에 맞는 한약을 처방했다. 치료 시작 후 3주가 지났을 때 발저림이 50% 완화됐다. 집안에 일이 있어 한약을 중간에 일주일 정도 못 먹었는데도 발저림이 줄어들었으니, 의미 있는 변화였다.

한약은 1개월을 복용했고, 이후 전화 상담을 했다. 발저림이 없어져서 이제 괜찮다고 했다. 1개월간의 짧은 치료, 짧은 만남이었지만 치료가 빠르고 효과도 있었다. 앞으로는 더 이상의 당뇨와 발저림이 없도록 잘 관리하며 지내길 바라본다.

당뇨발저림은 다른 어떤 질환보다 초기에 치료를 잘하는 것이 중요합니다. 전체 당뇨인 중 10~15% 정도의 환자에서 발에 합병증이 나타납니다. 또한 발에 상처가 생겼을 때 통계적으로 15% 정도는 결국 치료가 되지 않아 절단을 해야 하는 상황으로 이어지고요. 이렇게 족부 절단을 한 경우 5년 이내에 사망할 확률이 50% 이상이라고 하니, 정말 심각한 질환이죠. 이렇게 되지 않으려면 발저림 초기에 원인을 정확히 파악하여 적절한 치료를 하는 것이 무엇보다 중요합니다. 이번 당뇨 노트에서는 당뇨발저림의 원인에 대해 알아보려 합니다.

당뇨발저림의 원인은 크게 혈관 손상과 신경 손상으로 나눌 수 있습니다.
먼저 '혈관 손상'으로 인한 당뇨발저림에 대해 알아보겠습니다.
당뇨가 발생하면 특정 기전으로 인해 혈관에 합병증이 생기고 이 때문에 혈액 공급이 원활하지 않습니다. 특히 말초혈관이 손상되기 때문에 말초혈관으로의 혈액 순환과 영양 공급이 어려워지는데요. 이러한 이유로 발저림 증상이 나타납니다.
혈관 손상으로 인한 당뇨발저림의 특징은 발이 시리거나 피부가 창백하고 차가워지는 것입니다. 혈액순환이 잘 이뤄지지 않기 때문이지요. 걸을 때 종아리가 땅기고 아프며 경련이 일어나기도 합니다. 초기에는 오래 걸을 때에만 이런 증상이 나타나다가 발저림이 심해질수록 잠깐만 걸어도 다리가 아파 걷다 쉬다를 반복하게 됩니다. 나중에는 평소 가만히 쉬고 있을 때도 이런 증상이 나타나지요.

진단 시 초음파검사는 가장 기본적인 검사인데요. 혈관의 벽과 내부, 혈관 속의 혈액 속도와 방향까지 알 수 있는 검사입니다. 혈관조영술은 혈관에 조영제를 주입해서 실시간으로 혈관의 상태를 자세히 확인할 수 있는 검사입니다.

치료에 있어 혈관확장제나 항혈소판제, 혈류개선제 등의 약물 치료를 우선시합니다. 모두 혈액순환을 돕는 약물이에요. 약물 치료 효과가 없을 때는 수술을 하게 됩니다.

다음으로 '신경 손상'에 대해 알아보겠습니다.
여기서 말하는 신경은 중추신경이 아니라 '말초신경'을 말합니다. 말초신경에는 운동, 감각, 자율의 세 가지 신경이 있어요. 당뇨발저림의 원인이 되는 신경 손상 역시 이 세 가지 신경에 손상이 생긴 것을 말합니다.
신경 손상으로 인한 당뇨발저림 증상은 감각신경, 운동신경, 자율신경 중 어디에 문제가 발생했느냐에 따라 달라집니다.

첫째, 감각신경에 이상이 생긴 경우입니다. 이때 가장 먼저 호소하는 증상은 발이 시리고 저리고 화끈거리는 거예요. 칼로 찌르는 듯하거나 발이 조이는 느낌, 또는 쥐가 나거나 감각이 없는 것 같은 느낌 등 매우 다양합니다.
둘째, 운동신경이 손상된 경우입니다. 걸을 때 힘이 없어져서 발이 끌리기도 하고, 더 나아가 발가락의 작은 근육들에 마비가 오면서 망치족(발가락의 첫째 마디가 망치처럼 구부러지는 증상)이 발생하거나 발가락이 갈퀴발로 변할 수 있습니다. 이렇게 발이 변하면 신발이 잘 맞지 않게 되어 지속적인 압력이 가해지고 굳은살이 배기겠죠. 결국 상처가 나서 궤양이 생길 가능성이 높아지게 됩니다.
셋째, 자율신경이 손상된 경우입니다. 자율신경은 나의 의지와 상관없이 신체 기관의 기능을 자동적으로 조절하는 신경을 말하죠. 우리가 의식하지 못하는 동안 일어나는 땀 분비나 혈압, 혈관 수축 및 확장, 심장 박동 등과 같은 여러 신체 활동을 조절하는 신경입니다. 이러한 자율신경이 손상되면 발에 땀이 잘 나지 않고, 결국 건조해지고 갈라지게 됩니다. 어지럽고 대소변을 보는 데 불편함이 생기기도 하며, 특히 남성의 경우 성기능장애가 발생할 수 있습니다.
그렇다면 당뇨발저림을 어떻게 진단할 수 있을까요? 10g 모노 필라멘트 검사와 진동 감각 검사가 대표적입니다. 이 외에도 MNSI 설문 조사, 발목 반사 검사 등이 있습니다. 약물 치료에는 알파리포산, 감마리놀산 등의 약물이 사용됩니다.

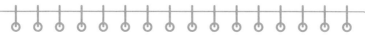

Case 4.
당뇨발저림을 치료하러 왔다가 수면도 개선됐어요.

박○○ (여, 50세) | 서울시 도봉구 거주 | 당뇨약 복용 11년째에 내원함.

치료 후의 변화

1. 당화혈색소 낮아짐.(9.7% → 8.8%)

2. 당뇨발저림 90% 이상 완화됨.

3. 수면의 질 개선됨.

4. 당뇨약 줄임.(5알 → 2알)

치료 이야기

2008년 당뇨 진단을 받고 경구혈당강하제를 복용하기 시작했다. 처음에는 1알로 시작했으나 점차 양이 늘어 어느새 5알까지 복용하게 됐다. 그런데도 2~3년 전부터는 혈당이 잘 잡히지 않았고 식후 2시간이 지나서 혈당이 보통 250mg/dL 정도였다. 혈당이 안 잡히니 급기야 당뇨합병증이 오고 말았다. 6개월 전부터 발저림 증상이 시작된 것이다. 박○○ 님의 증상은 조금 특이했다. 낮에는 발목 아랫부분이 차가우면서 순환이 안 되는 느낌이었고, 밤에는 저리는 느낌은 없었지만 감각이 없고 조금 화끈거려 계속 발을 주물러야 했다.

진찰을 해보니 낮의 증상은 혈관 문제, 즉 혈액순환 저하로 인한 것이고, 밤의 증상은 신경 문제로 인한 것이었다. 혈관과 신경에 모두 이상이 있었다.

이에 당뇨 상태 확인을 위한 검사와 한의학적 진단을 실시했다. 소변검사 결과 요당이 4+였고 단백뇨도 나왔다. 평소 스트레스를 많이 받고 뇌열이 많은 상태여서 뇌열을 내리는 한약을 처방했다.

치료 시작 후 2주가 지났을 때 낮과 밤에 느끼던 발저림의 제반 증상 중 50%가 개선됐다. 요당은 여전히 4+였다. 치료 2개월째에 접어들자 발저림 증상이 낮과 밤 모두 90% 정도 개선되어 일상생활이 한결 편안해졌다. 발저림 때문에 잠들지 못하던 증상은 사라졌다. 수면 문제도 점차 개선돼 잠자리에 들고 나서 30분 이내에 잠이 들었다. 자다가 중간에 깨는 횟수도 1~2회로 줄었다.

그런데 문제는 여전히 요당이 4+라는 것. 그리고 호전됐던 당뇨발저림 증상이 다시 심해졌다. 비염이 생기고 감기에 걸렸으며 이사를 하고 가족 중 한 사람이 입원을 하는 등 여러 가지 일이 몰려온 후 발저림 증상이 다시 나타난 것이다. 발이 화끈거리는 증상과 차갑고 순환이 안 되는 증상이 동시에 나타났다.

실제로 뇌열을 내리는 치료를 받는 환자 중에 스트레스 상황에 놓이거나 감기나 비염과 같이 컨디션을 저하되었을 때 혈당이 오르고 발저림과 같은 합병증이 심해지는 경우가 종종 있다.

하지만 뇌열을 내리는 한약 치료는 계속 이어나갔다. 치료를 시작하고 3개월 후, 원래 처방받은 당뇨약은 5알이었으나 임의로 양을 줄여

2알만 복용 중이라고 했다. 당뇨약을 줄였음에도 당화혈색소는 낮아져 8.8%였고, 발저림은 다시 잡히기 시작해 처음에 비해 60% 정도 개선됐다. 남은 한약을 모두 처방하고 1개월 후 통화로 상담을 해보니 발저림이 거의 사라졌다고 했다.

박○○ 님의 경우 우여곡절이 있었지만 결국 발저림이 잡히는 방향으로 치료가 진행됐다. 앞으로도 수면의 질을 관리하고 스트레스를 피해 뇌에 휴식을 준다면 지금의 컨디션을 계속 유지할 수 있으리라 확신한다.

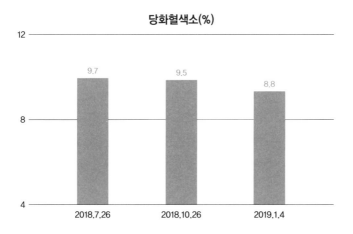

당화혈색소(%)

박○○ 님 당화혈색소: 2018.7.26 — 9.7, 2018.10.26 — 9.5, 2019.1.4 — 8.8

한의학에서 본 당뇨발저림의 원인,
'요당'을 알아봅니다.

이전 당뇨 노트를 통해 당뇨발저림의 원인을 혈관 손상과 신경 손상으로 구분해 살펴봤습니다. 그렇다면 본원에서는 당뇨발저림의 원인을 어떻게 보고 있을까요?

결론부터 말하면 '요당'과 밀접한 관련이 있다고 봅니다.

요당은 말 그대로 소변으로 나온 포도당이라는 의미인데요. 포도당이 혈관에 있으면 혈당, 소변으로 나오면 요당이라고 합니다. 몸이 정상적인 컨디션이라면 요당은 나오지 않아야 합니다. 신장에서 노폐물을 소변으로 걸러내고 우리 몸에 필요한 영양분을 재흡수하는 과정에서 포도당 또한 재흡수해야 하는데, 이 과정에 문제가 생겨 포도당을 다시 흡수하지 못하고 소변으로 내보내는 경우 요당이 나오는 것입니다.

이 요당이 어떻게 당뇨발저림을 유발하는 것일까요?

우리 몸에는 크게 중추신경과 말초신경이 있으며, 말초신경은 손끝, 발끝까지 뻗어 있는 신경을 말합니다. 우리 몸에서 에너지원으로 쓰여야 할 포도당이 자꾸 소변으로 배출되면 상대적으로 말초에 있는 신경으로 공급돼야 할 포도당이 부족해지겠지요. 그중 심장에서 가장 멀리 떨어진 발은 포도당을 공급받기가 특히 더 어렵습니다. 이렇다보니 발에 포도당 공급이 부족해져서 발에 있는 신경에 영양분이 부족한 상황이 발생합니다.

이로 인해 초기에 나타나는 증상이 바로 당뇨발저림이고, 포도당이 오랫동안 공급되지 못하면 상처가 잘 회복되지 않고 궤양과 괴사가 생겨 결국 절단에 이르는 심각한 상황까지 초래할 수 있는 것이지요.

물론 당뇨발저림의 원인이 100% 요당은 아니겠지만 진료를 해보면 당뇨발저림 증상을 호소하는 경우 요당 수치가 높은 사례가 많았습니다. 실제로 요당이 나오지 않도록 치료를 진행한 후 발저림 증상이 사라진 경우가 많았고요.

제가 쓴《당뇨발저림 요당도 치료하자》라는 전자책이 있습니다. 요당과 발저림의 관계를 보다 자세히 알고 싶다면 다운로드해 읽어보세요. 많은 도움이 될 것입니다.

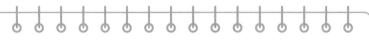

C-peptide 수치가 정상으로 돌아왔어요!

김○○ (여, 48세) | 서울시 도봉구 거주 | 당뇨약을 중단한 상태로 내원함.

치료 후의 변화

1. 발저림 증상 완치됨.

2. C-peptide 수치 정상화.(0.46ng/mL → 1.41ng/mL)

치료 이야기

김○○ 님은 7개월 전 '레이노증후군(레이노병)'과 당뇨를 함께 진단 받았다. 레이노증후군이란 추위나 심리적 변화로 인해 손가락 또는 발가락 혈관에 허혈발작이 생기고 피부색소가 변하는 질환을 말한다. 손끝, 발끝까지 혈액순환이 잘 이뤄지지 않아 손가락과 발가락이 차가워지고 심하면 저리거나 통증이 생긴다.

김○○ 님은 다이어트를 위해 8년 정도 양약을 먹었는데 그로 인해 심장에 무리가 간 것이 원인으로 보였다. 다이어트약은 보통 신진대사를 높여주는 성분을 함유해 장기간 복용할 경우 심장에 무리를 줄 수 있다.

김○○ 님의 손발을 만져보니 무척 찼다. 맥을 짚을 때나 침을 놓기 위해 손을 만질 때마다 깜짝 놀랄 정도였다.

당뇨 진단을 받고 6개월간 인슐린 주사를 맞다가 내원하기 2주 전 주사를 중단했다. 대신 당뇨약을 복용했는데 당뇨약을 먹고 나면 어지러워 결국은 당뇨약 복용마저 중단한 상태였다.

처음 내원 당시 당화혈색소는 7.5%였고, 최근 인슐린과 당뇨약을 중단했으니 앞으로 혈당과 당화혈색소가 더 오를 수 있음을 알렸다. 당뇨약을 먹지 않고도 당뇨를 완치하는 것, 발저림을 치료하는 것을 주된 목표로 잡았다.

떨어진 심장 기능을 회복시키는 한약을 처방했다. 약을 복용하고 2주 후 발저림과 발 통증이 처음보다 30% 개선됐다. 무엇보다 발 때문에 자다가 깨는 현상이 사라졌다. 덕분에 잠을 깊이 잘 수 있었고 수면의 질이 좋아지니 결과적으로 당뇨 치료에 도움이 됐다. 치료를 시작한 후 1개월 반이 지났을 때 차갑던 손이 따뜻해졌다. 레이노증후군의 전형적인 증상이 호전된 것이다. 발도 따뜻해져 이제는 잘 때 양말을 신지 않는다고 했다.

레이노증후군과 발저림 증상이 어느 정도 완화되자 다음은 뇌열을 내리는 한약을 처방했다. 늘 생각이 많고 꼼꼼한 성격 탓에 뇌열이 가득 차 있어 혈당이 계속 오르는 환자였다.

뇌열 내리는 한약을 복용한 후 발저림과 발 통증이 50% 정도 더 완화됐고 그 결과 발 관련 증상이 처음에 비해 낮에는 20%, 밤에는 10%만 남게 되었다.

뇌열 내리는 한약을 2개월 반 동안 복용하고 나서는 발저림과 발 통증이 아예 없어졌다고 했다. 수면의 질도 더욱 좋아졌다. 또 당화혈색소는 인슐린과 당뇨약 중단에도 불구하고 처음과 비슷한 수준을 유지했다. 이처럼 인슐린과 당뇨약을 중단하고도 혈당이 오르지 않은 이유는 한약 치료와 환자 스스로 생활습관을 교정한 것이 큰 효과를 보았기 때문이라고 할 수 있다.

치료 중에 안타까운 일이 있었다. 설을 지내면서 스트레스가 심했는데 여기에 가족 문제까지 겹치면서 당화혈색소가 8.6%까지 올랐고, 급기야 갑상선저하증 진단을 받았다. 갑상선저하증도 극심한 스트레스가 원인인 것으로 판단된다. 치료하다보면 도중에 이렇게 다양한 변수가 생길 수 있다. 의사 입장에서는 그런 일이 발생하지 않고 완치까지 무탈하게 치료되기를 바랄 수밖에 없다.

김○○ 님의 경우 C-peptide 수치(인슐린 분비 능력을 평가하는 지표)가 좋아져 정상 범위로 진입한 적이 있다. 성인 당뇨인의 경우 일시적으로 C-peptide 수치가 낮아질 수 있는데, 병원에서는 이 경우 1형 당뇨라 진단하고 인슐린 분비가 안 된다고 판단해 인슐린 주사를 처방한다. 하지만 갑자기 C-peptide 수치가 낮아진 것은 장부 기능이 틀어지고 몸의 균형과 시스템이 무너졌기 때문이지 영구적으로 췌장이 인슐린을 분비할 수 없는 상태가 된 것이 아니다. 실제로 이런 사례의 당뇨인을 치료해본 결과, 한약 치료로 몸의 시스템과 잘못된 장부 기능을 잡아주면 C-peptide 수치가 다시 정상이 되곤 했다.

김○○ 님도 내원하기 전에는 C-peptide 수치가 0.46ng/mL로 정상 범위보다 낮았다가 치료를 시작하고 1.41ng/mL로 정상화됐다. C-peptide 수치가 낮다고 해서 무조건 1형 당뇨라 진단하고 무작정 인슐린 주사를 시작하기보다는 좀 더 근본적이고 적극적인 치료로 C-peptide 수치를 정상화하는 게 급선무이다.

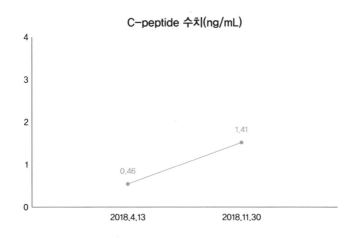

이렇게 C-peptide 수치를 정상화시킨 경험이 있기에 갑상선저하증도 한약 치료를 통해 충분히 이겨낼 수 있다고 본다. 김○○ 님은 아쉽게도 위의 치료가 끝난 후 치료를 중단해 갑상선저하증과 당뇨 치료를 마무리하지는 못했다. 당뇨발저림과 통증은 완치되었으니 생활습관 개선을 통해 스스로 극복하기를 바라본다.

2018.4.21 / C-peptide 수치 낮음.

환자번호 : 00767476	환자성명 : 김선애	생년월일 : 1970.10.13 F

진료과 : NU
처방일자 : 2018.04.10
검사 슬립명 : 핵의학검사

처방의사 : 유지애
접수일자 : 2018.04.13.09:01.57

보고의사 : 김은실
보고일자 : 2018.04.13 11

Free T4	: 0.92ng/dL	[0.70 ~ 1.80	]
TSH	: 3.64uIU/mL	[0.25 ~ 4.00	]

진료과
처방일자
검사 슬립명   핵의학검사

처방의사
접수일자 : 2018.04.20.08:08.57

보고의사 : 김은실
보고일자 : 2018.04.20 10

HBs-Ag	Negative	[Negative ~	]	
HBs-Ab	376.33mIU/mL	▲ [0 ~ 10	]	
Free T4	: 0.92ng/dL	[0.70 ~ 1.80	]	
TSH	: 1.70uIU/mL	[0.25 ~ 4.00	]	
C-Peptide 1회	: 0.46ng/mL	▼ [1.07 ~ 3.51	]	
C-Peptide 2회	: 0.42ng/mL	▼ [1.37 ~ 11.8	]	
Insulin 1회	: 7.58uIU/mL	[1.0 ~ 30.0	]	
Insulin 2회	: 35.75uIU/mL	[3.0 ~ 67.0	]	

2018.11.30 / C-peptide 수치 정상.

환자번호 : 00767476	환자성명 : 김선애	생년월일 : 1970.10.13 F

진료과 : ENM
처방일자 : 2018.10.31
검사 슬립명 : 핵의학검사

처방의사 : 김은실
접수일자 : 2018.11.23.08:21.10

보고의사 : 김은실
보고일자 : 2018.11.23 16

C-Peptide 1회	: 1.41ng/mL	[1.07 ~ 3.51	]
C-Peptide 2회	: 3.63ng/mL	[1.37 ~ 11.8	]
Insulin 1회	: 6.78uIU/mL	[1.0 ~ 30.0	]
Insulin 2회	: 10.12uIU/mL	[3.0 ~ 67.0	]

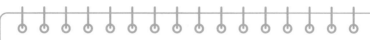

Case 6.
식사량을 유지하면서 장부 기능 치료로
당뇨와 발저림 모두 완치했어요.
정○○ (남, 53세) | 경기도 수원시 거주 | 당뇨약 복용 안 함.

치료 후의 변화

1. 당화혈색소 정상화.(5.7% → 5.6%)

2. 당뇨발저림 거의 완치됨.

3. 수면의 질 개선됨.

4. 소변 거품 완화됨.

치료 이야기

당뇨전단계라는 진단을 받은 지는 2~3년 정도 됐다. 원래도 먹는
걸 즐기지 않아 늘 적정량의 식사를 유지했지만 당뇨전단계 진단을 받
은 후로는 먹는 양을 더 줄였다. 하루에 3공기를 먹었다면 지금은 1공
기 반~2공기를 먹는다. 식사량을 줄이는 것은 혈당을 낮추기 위해 당
뇨인이 흔히 택하는 방법이다. 하지만 정○○ 님처럼 마른 체형에 원
래부터 음식을 많이 먹는 편이 아니라면 무조건 음식 섭취를 줄여서는
안 된다고 본다. 물론 밀가루나 설탕이 들어간 음식, 탄산음료 등의 섭
취는 줄여야겠지만 일상적으로 먹는 한식까지 무리하게 줄일 필요는
없다.

정○○ 님의 고민은 혈당뿐만이 아니었다. 내원 당시의 당화혈색소는 5.7%로 양호했고 당뇨전단계 진단을 받은 지도 2~3년밖에 안 됐는데 당뇨로 인한 발저림 증상이 있었다. 발목 아래로 뜨겁고 화끈거리면서 저린 느낌이 있었는데, 이것도 2~3년 정도 됐다고 했다. 당뇨전단계 진단과 거의 같은 시점에 발 증상도 시작된 것으로 보인다.

대개 합병증은 당뇨 진단을 받은 지 오래되고 당화혈색소가 높아야 발병한다고 알려져 있지만 진료실에서 당뇨인을 만나온 경험에 의하면 꼭 그렇지만은 않았다.

정○○ 님처럼 불필요하게 먹는 양을 줄인 당뇨인에게는 다시 음식 섭취를 늘릴 것을 권한다. 식사량을 늘리면 당연히 혈당도 같이 오르거나 더디게 잡히겠지만, 치료 기간이 길어지더라도 꼭 그렇게 하라고 한다. 음식을 줄여서가 아니라 필요한 만큼의 음식을 먹으면서도 혈당이 잘 조절되는 몸 상태를 만드는 것이 근본적인 치료이기 때문이다. 당뇨가 완치되려면 당뇨인 스스로 일정하게 유지할 수 있는 식습관과 수면 습관, 운동 습관을 치료 기간 동안 만들어두는 것이 무엇보다 중요하다고 보는 이유이다.

한약 치료를 시작하고 불과 2주 만에 2~3년 동안 지속됐던 발 증상이 완화됐다. 뜨겁고 화끈거리는 증상은 30~40%, 저리는 증상은 20~30% 줄었다. 식사량을 늘려서 하루 2공기 반을 먹는데, 그럼에도 집에서 체크하는 공복혈당과 식후혈당 모두 정상 범위였다.

당뇨로 인한 발 증상이 초기에, 특히 2주 안에 잡히면 그 후의 치료도 순조로운 편이다. 한의학적인 치료는 발저림 증상을 위한 한약 따로, 혈당 낮추는 한약 따로 진행하는 것이 아니다. 당뇨인의 체질과 장부 기능에 필요한 한약을 처방하는 것인 만큼 하나의 한약으로 당뇨인이 가진 제반 문제들을 동시에 치료해준다. 더불어 그 과정에서 원래 가지고 있던 소화 기능, 수면 문제, 소변 거품 등이 해결되는 경우가 많다.

치료를 시작한 후 2개월이 지났을 때, 음식 섭취가 늘었기에 당화혈색소가 오를 거라고 생각했지만 처음 내원 당시와 똑같은 5.7%를 유지했다. 더불어 수면의 질도 개선되어 잠드는 게 편해지고 빨라졌으며, 새벽에 깨는 횟수도 줄었다. 소변 거품도 빨리 사라지고 양도 줄어서 처음 내원 당시에 비해 80%가 완화됐다.

치료를 시작한 후 3개월이 지났을 때 당화혈색소는 5.6%였다. 처음부터 당뇨약을 복용하지 않았기에 5.6% 이하가 되면 정상인데 치료 3개월 만에 정상 범위에 도달한 것이다. 무엇보다도 음식을 편하게 먹고 있었기에 만족감이 컸다. 발저림 증상은 더 이상 느껴지지 않았고, 뜨겁고 화끈거리는 증상은 90% 이상 줄었다. 이제 발 증상으로 인한 생활 속의 불편함은 사라졌다. 또 수면의 질도 더욱 개선되어 중간에 깨지 않고 푹 잘 수 있게 됐다.

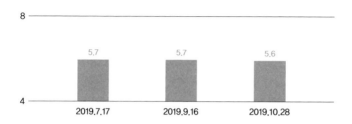

당화혈색소(%)

| | 2019.7.17 | 2019.9.16 | 2019.10.28 |
| | 5.7 | 5.7 | 5.6 |

정○○ 님의 사례는 당뇨전단계라도, 즉 당뇨를 진단받은 지 얼마 되지 않은 초기라도 당뇨합병증이 발생할 수 있음을 보여준다. 또 음식을 조절하면 혈당을 어느 정도 관리할 수 있겠지만 궁극적으로 당뇨합병증까지 치료하려면 내 몸의 체질과 장부 기능에 맞는 치료를 해야 한다는 것을 보여준다. 진단 초기에 내원하여 빠르게 치료한 것도 완치에 이르는 데 큰 도움이 됐다.

당뇨발저림, 다른 질환과 혼동되기 쉬워요! 감별법 ①

당뇨발저림과 헷갈릴 수 있는 질환 중 가장 대표적인 것이 바로 '척추추간판탈출증(일명 '허리디스크')'과 '척추관협착증'입니다. 실제 많은 환자가 혼동하거나 당뇨발저림과 동시에 디스크 또는 협착증을 가진 경우도 있습니다.

혼동을 피하려면 각 증상의 특징을 명확히 알아야 하겠죠? 우선 당뇨로 인한 발저림이 다른 질환과 구별되는 뚜렷한 특징은 양발 또는 양손에 동시에 증상이 나타난다는 점입니다. 아닌 경우도 물론 있지만 양쪽이 동시에 오는 경우가 많아 발가락 10개가 모두 저린 것이 일반적입니다.

저린 부위는 말초인 발가락부터 발목, 종아리 순으로 올라가는 경향이 있습니다. 왼쪽과 오른쪽의 저림 증상 범위나 강도도 비슷합니다. 자기 전에 증상이 더 심해지는 것도 특징입니다.

반면 척추추간판탈출증이나 척추관협착증은 모두 허리에서 다리로 내려가는 신경이 눌려 발이나 다리에 저리고 땅기는 증상이 나타나는 질환입니다. 척추추간판탈출증은 척추뼈의 추체와 추체 사이에 있는 물렁뼈인 추간판이 어떤 원인에 의해 탈출해 주변을 지나는 척추신경을 압박해 신경 증상이 나타나는 것을, 척추관협착증은 신경이 지나가는 통로인 척추관이 좁아져 척추신경을 압박해 신경 증상이 나타나는 것을 말합니다.

척추추간판탈출증과 척추관협착증으로 인해 나타나는 신경 증상의 특징은 신경이 양쪽 중 한쪽만 눌리는 경우가 잦아 한쪽 손발만 저리는 경우가 많다는 것이에요. 5개 발가락 중에서도 1~2개에만 증상이 나타나는 식이지요. 특히 엉덩이부터 증상이 시작돼 허벅지와 종아리로 내려간다면 척추추간판탈출증이나 척추관협착증일 가능성이 커요. 이 경우는 허리 문제이기 때문에 물건을 들거나 운전할 때 등 허리에 부담이 되는 자세에서 더 저릴 수 있습니다.

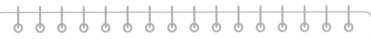

Case 7.
뇌경색 후유증과 당뇨합병증을 모두 앓고 있던 당뇨인이
한약으로 발저림을 이겨냈어요.
조○○(남, 60세) | 서울시 성북구 거주 | 당뇨약 복용 20년째에 내원함.

치료 후의 변화

1. 당뇨발저림 거의 완치됨.
2. 수면의 질 개선됨.

치료 이야기

12년 전 뇌경색이 찾아와 보행이 둔하고 왼쪽 손발에 감각 이상과 통증을 가지고 있었다. 오른쪽 손발도 같은 증세가 있었지만 왼쪽이 오른쪽의 3배라고 했다. 왼쪽 손발의 통증 때문에 일상생활이 매우 불편할 정도였다.

뇌경색으로 몸에 왼쪽 편에 증상이 생겼기 때문에 조○○ 님의 왼쪽 손발 통증과 감각 이상은 당뇨로 인한 문제가 아니라 뇌경색 때문이라고 판단했다.

뇌경색이 원인이라면 당뇨 한약만으로 치료하기는 어렵다는 의견을 솔직하게 전했다. 왼쪽 손발의 문제가 당뇨 때문이라 생각해 한방으로 당뇨를 치료하려는 희망을 가지고 내원했던 터라 조○○ 님의 아쉬움은 매우 컸다.

그로부터 2개월 후, 조○○ 님이 본원을 다시 찾았다. 2주 전부터 양쪽 발이 똑같이 저리기 시작했는데, 병원에서 당뇨병성 말초신경병증 진단을 받았다고 했다. 손은 여전히 왼쪽이 오른쪽에 비해 훨씬 아프고 감각이 이상한데 발은 그 양상이 바뀐 것이다. 손 증상과 달리 이번에 새롭게 시작된 발의 증상은 당뇨 때문일 가능성이 있어 한약 치료를 우선 1개월만 해보기로 했다. 뇌경색 후유증을 가진 당뇨인이어서 여전히 조심스러웠다.

한약 치료를 시작하고 1개월이 지났다. 양쪽 발저림 증상이 70% 줄어들었다. 뇌경색 문제일 거라고 생각했던 손의 증상은 여전하지만, 양쪽 발의 증상이 호전됐으니 한약 치료를 계속하기로 했다. 그로부터 2주 후, 가장 증상이 심했던 발가락 부위가 더 이상 불편하지 않다고 했다. 이제 발가락보다는 발등과 발뒤꿈치 부위에 불편함이 남았다.

한약 치료를 하면서 수면의 질도 개선됐다. 잠드는 데 30분 넘게 걸리던 것이 어느 순간부터 15분 이내로 줄었고 깊은 잠을 잘 수 있다고 했다. 가장 불편했던 발가락 부위의 저림 증상은 한약 치료 1개월 반만에 사라졌고, 발뒤꿈치 저림 증상이 약간 남았으며 살짝 붕 뜨는 느낌이 있었다. 뇌경색이 원인이라고 생각했던 왼쪽 손의 통증과 감각 이상은 여전했다. 당뇨로 인한 증상이 아니기 때문에 당뇨 한약 치료 효과를 볼 수 없었다.

뇌경색이 삶을 송두리째 바꿔놓은 조○○ 님의 경우 한약 치료로 당뇨발저림 증상이나마 치료할 수 있어서 정말 다행이다. 앞으로 당뇨로 인한 합병증 걱정은 하지 않고 살아갈 수 있기를 진심으로 바란다.

당뇨발저림, 다른 질환과 혼동하기 쉬워요!
감별법 ②

이전 당뇨 노트에서 당뇨발저림과 가장 혼동하기 쉬운 척추추간판탈출증과 척추관협착증에 대해 알아보았습니다. 그 외에도 감별이 필요한 세 가지 질환을 더 살펴보겠습니다.

첫째, '하지정맥류'입니다. 하지에 있는 정맥에 '류(瘤)', 즉 혹이 생겼다는 뜻인데요. 정맥이 어떤 원인에 의해 혹처럼 확장되고 부풀어 오른 것을 말합니다. 하지정맥류가 있으면 발이 무겁고 다리가 쉽게 피곤해지며 때로는 아리거나 아픈 느낌이 들기도 합니다. 오래 서 있거나 의자에 오래 앉아 있으면 증상이 더 심해지는 경향이 있고요. 특히 새벽녘에 종아리가 저리거나 아파서 잠을 깨는 경우도 있어요. 당뇨로 인한 발저림은 나의 움직임이나 활동과 상관없이 증상이 나타나지만, 하지정맥류는 내가 어떻게 움직이느냐에 따라 증상이 심해지거나 덜해집니다.

하지정맥류는 눈으로 직접 확인할 수 있는데요. 허벅지, 종아리, 발목 등에 있는 정맥들이 확장되어 붉은색, 파란색 또는 보라색의 거미줄 모양으로 나타나면 하지정맥류를 의심하고 병원을 찾는 것이 좋으며, 정확한 진단을 위해서는 도플러 초음파 검사를 받아보도록 합니다.

둘째, '손목터널증후군'이에요. 다른 말로 '수근관증후군'이라고도 합니다. 양손 모두에 저림 증상을 호소하며 본원에 내원했던 유○○ 님(p.139)의 경우에도 혼동한 적이 있는 질환입니다. 설거지, 요리, 청소 등 반복적으로 집안일을 하거나 컴퓨터 작업, 글쓰기 작업 등 한 가지 자세와 동작이 반복되는 일을 하는 사람에게 흔히 발생합니다. 새끼손가락은 저리지 않는다는 것이 특징인데, 손저림이 심한 경우는 이를 인지하기 어렵기도 해요. 자기 전에 증상이 더욱 심해지는 경향도 있고요.

손목터널증후군은 팔렌 검사를 통해 진단합니다. 손끝이 바닥을 향한 채 양 손등을 맞닿게 하는 자세를 취했는데 저림이 생기거나 있던 저림이 더 심해지면 손목터널증후군을 의심해볼 수 있습니다.

셋째, '류머티즘관절염'입니다. 실제로 발가락이 불편해 당뇨 때문인가 하고 내원했던 당뇨인이 있었는데요. 자세히 문진한 결과 류머티즘관절염 증상이었습니다. 이 병의 대표적인 특징은 손과 발의 작은 관절에 좌우 대칭적으로 관절염이 발생한다는 점이에요. 한쪽 손가락 혹은 발가락 관절만 아프기보다는 양쪽이 똑같이 대칭으로 아픈 경우가 많아요. 특히 초기에 손과 발의 관절이 붓고 아픕니다. 아침에 관절이 뻣뻣해서 펴지지 않는 증상(조조강직)이 1시간 이상 지속되는 것도 특징이고요.

당뇨발저림은 주로 저림 증상을 호소하고 관절을 누를 때 아프기보다는 가만히 있어도 저리거나 당기거나 찌릿찌릿한 반면, 류머티즘관절염은 관절, 즉 뼈와 뼈 사이에 나타나는 통증이 주된 증상입니다. 또한 류머티즘관절염은 10개의 손가락 혹은 발가락 중 일부에만 대칭적으로 염증이 나타날 수 있다는 점이 특징입니다.

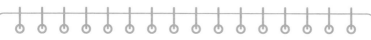

Case 8.
증상 초기에 바로 치료를 시작했더니
2개월 만에 발저림이 완치됐어요.

배○○(여, 48세) | 경상남도 창원시 거주 | 당뇨약 복용 16년째에 내원함, 인슐린 주사 20단위.

치료 후의 변화

1. 당뇨발저림 완치됨.

2. 입안마름증 사라짐.

3. 수면 문제 사라짐.

4. 과식하거나 피곤하면 구토하던 증상 사라짐.

치료 이야기

멀리 창원에서 본원까지 원거리 치료를 했던 사례이다. 처음 내원했던 날, 돌아가는 비행기 시간 때문에 진료하는 내내 마음이 급했던 기억이 난다. 당뇨약을 복용한 지는 16년이 되었고 인슐린 주사도 20단위씩 맞고 있었다.

당화혈색소는 7.0%로 혈당은 그런대로 잘 조절되고 있었는데 2~3개월 전부터 발저림 증상이 시작됐다. 손은 왼손이 주로 저렸고 박수를 하면 찌릿했다. 왼손 중에서도 엄지와 약지가 주로 저렸다. 반대로 오른손은 약간만 저릴 뿐 불편한 정도는 아니라고 했다.

발은 양쪽 모두 같은 강도로 저렸으며, 아직은 발가락 부위에만 증상이 있었다. 낮보다는 밤에 더 심했는데, 최근 3~4일 전부터는 저리는 강도가 더 세져서 잠들기가 어려울 정도라고 했다. 내원하기 일주일 전부터는 입안마름증도 생겼다. 원래 소화 기능이 매우 좋았는데 2년 전부터 피곤하거나 과식을 하면 구토를 했다.

첫 내원 시 처방한 한약을 복용하고 2주가 지났을 때 발저림 증상이 50% 이상 줄었다. 보기 드물게 빠른 변화였다. 발저림은 밤에 더 심했는데, 밤 증상은 50%, 낮 증상은 70~80%가 줄었다. 발저림이 나아지니 밤에 잠들기도 편해졌다. 입안마름증도 50% 정도 사라졌다. 거리가 멀어 꼭 내원할 필요가 없을 때는 한약만 받아 복용하도록 했다.

한약 치료를 시작한 후 1개월이 지났을 때 오랫동안 환자를 괴롭히던 증상들이 거의 사라졌다. 놀랄 만큼 빠른 변화였다. 손과 발의 저림 증상 중 90% 이상이 사라져 거의 완치에 가까웠다. 이후 극심한 스트레스를 받는 일이 생겨 일시적으로 증상이 나타나기는 했지만 곧 다시 사라졌다. 입안마름증도 완전히 나았고, 과식하거나 피곤하면 구토를 하던 것도 현저히 줄었다. 한약 치료 1개월 만에 치료가 마무리를 향해가는 단계가 됐다.

당뇨발저림 증상이 처음 나타나고 2개월 만에 한약 치료를 시작한 것이 빠른 효과를 본 이유로 생각된다. 증상이 나타나고 되도록 빠른 시간 내에 치료를 시작하면 이처럼 효과적이다. 한약 치료 2개월 후에는 발저림 증상이 완치됐다. 다만 왼쪽 손에는 10% 정도로 미비하게 증상이 남았다. 수면의 질도 너욱 좋아져 문제없이 잘 잔다고 했다.

발저림을 치료하면서 입안마름증과 구토, 수면 문제까지 모두 해결했다. 증상 초기에 치료를 시작하는 것이 얼마나 중요한지를 보여준 사례이다.

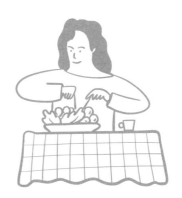

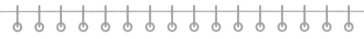

Case 9.
본원에서 당뇨발저림 치료에 성공한 최연소 당뇨인이에요.

최○○(남, 30세) | 서울시 은평구 거주 | 인슐린 주사 10년째에 내원함.

치료 후의 변화

1. 당뇨발저림 70~80% 완화됨.

2. 당뇨발저림 관련 양약 복용 모두 중단함.

3. 단백뇨와 소변 거품 완화됨.

치료 이야기

이제 겨우 만 30세. 인슐린 주사를 10년째 맞고 있기에는 너무 이른 나이였다. 주사를 33단위씩 맞았음에도 혈당 조절이 되지 않았고, 당뇨로 인한 발저림과 함께 망막증까지 있어 한쪽 눈에 반창고를 붙인 채로 내원했다.

소변검사 결과 요당과 단백뇨가 모두 있었으며, 단백뇨는 2+ 상태였다. 소변 거품도 심했다. 눈은 레이저 치료를 받고 있었고, 발저림 때문에 혈액순환제와 간질약 등을 복용했다. 몸이 좋지 않아 집에서 쉬는 상황이었고, 직장에 다니지 않으니 수면이 매우 불규칙하고 불면 증상도 있었다. 음식 조절도 그리 잘하는 편이 아니었다.

첫 만남에서부터 진심으로 잔소리 아닌 잔소리를 많이 했던 기억이 난다. 특히 수면과 식습관을 고치자고 약속했다.

당뇨로 인한 발저림 증상은 1년 전부터 생겼는데 1시간만 앉아 있어도 종아리가 단단해지며 불편하다고 했다. 저리는 증상은 하루 종일 지속됐는데, 특히 잠들기가 어려웠다. 한약 치료와 더불어 수면과 식습관을 바로잡기로 했다.

한약 치료 후 1개월이 지났을 때 앉아 있으면 종아리가 단단해지는 증상이 사라졌다. 저리는 증상은 20~30% 줄었고, 잘 때에도 한결 편해졌다고 했다. 눈 관련 증상은 이전과 비슷했다.

최○○ 님을 치료하며 가장 힘들었던 점은 수면이 매우 불규칙해 기상 시간이 자주 바뀌었고 늦어져 예약한 진료 시간에 오지 않을 때도 많았다는 것이다. 한약도 하루 세 번씩 복용해야 하는데 제대로 지켜지지 않아 치료 효과를 확실히 확인하기 어려웠다.

이후로 수면 습관이 잡혀가자 보다 안정적으로 내원하며 치료를 받기 시작했다. 소변 거품은 70% 줄었고, 발저림 증상도 70~80% 완화됐다. 잘 때 불편하던 증상 또한 70~80% 나아졌다. 불면 증상도 많이 개선돼 수면의 질이 좋아졌다. 가장 놀라운 것은 소변 거품이 줄어든 만큼 단백뇨도 줄었다는 것이다. 첫 내원 시 2+였는데 1+로 줄었다.

발저림 증상이 상당히 좋아져 한약 치료는 중단하기로 했다. 신경병증과 관련해 복용 중이던 혈액순환제와 간질약은 한약 치료 시작과 함께 모두 끊은 상태이다. 단약을 했음에도 발저림 증상이 70~80% 나아졌다는 것은 매우 큰 변화이다.

발저림 증상이 심해지면 발가락을 비롯한 하지 절단에 이르는 것이 아닌지 걱정이 많았으나 치료 후 증상이 크게 호전되면서 불안감이 사라졌다. 앞으로 수면과 식습관을 좀 더 개선하고 잘 지켜나간다면 발저림 증상이 거의 사라질 것으로 보인다. 내원한 당뇨인 중 당뇨합병증을 가진 최연소 환자였기에 그만큼 잘 이겨내기를 바라는 마음이 들었다. 이른 나이에 병을 얻었으니 더욱 신경 써서 관리하고 건강하게 생활하리라 믿는다.

 혈관 문제로 인한 말초신경병증, 족욕을 해보세요

① 당뇨발저림 환자에게 족욕이 왜 필요할까요?

앞에서 당뇨발저림은 크게 신경 문제와 혈관 문제로 인해 발생한다는 것을 이야기했습니다. 이 중 혈관 문제는 혈액순환과 관련되는데요. 발이 시리고 저린 증상을 낫게 하려면 혈액순환이 원활하도록 해주면 됩니다. 마사지나 족욕이 바로 그 해결책입니다.

② 족욕에는 어떤 효과가 있을까요?

크게 세 가지 효과가 있습니다.

첫째, 혈액순환이 촉진됩니다. 따뜻한 물에 발을 담그면 발은 따뜻해지고 머리 쪽은 상대적으로 시원해져서 둘 사이의 균형을 맞추기 위해 혈액순환이 이루어집니다.

둘째, 근육 이완을 통해 통증이 완화됩니다. 평소에 근육이 뭉치거나 담이 들면 따뜻한 찜질을 하지요? 근육을 이완시켜주기 위한 방법인데요. 족욕도 마찬가지로 근육을 이완시키기 때문에 발저림이 완화됩니다.

셋째, 체온 상승을 통해 면역력이 높아집니다. 체온이 1℃ 상승하면 면역력은 5배나 높아진다고 합니다. 족욕을 하면 체온이 상승하기 때문에 면역력을 높이는 데 도움이 됩니다.

③ 올바른 족욕법을 알아둡시다!

족욕을 제대로 하는 것이 중요합니다. 우선 물 온도를 40~50℃로 맞추세요. 이것은 따뜻하면서 살짝 뜨거운 정도입니다. 물의 높이는 복사뼈에서 10cm 위까지가 적당하고 족욕 시간은 10~15분 정도가 좋습니다. 족욕이 끝나면 물기를 닦고 발과 발가락 사이사이를 잘 말려줍니다.

④ 어떤 족욕제가 좋을까요?

같은 컨디션에서 족욕을 하더라도 한약재를 넣으면 효과가 배가됩니다.

발이 시리거나 차가울 때에는 산초나무 열매, 건강, 팔각, 계지 등이나 황기, 작약을 넣으면 좋아요. 산초나무열매, 건강, 팔각, 계지는 따뜻한 성질을 지닌 약재이기 때문에 몸에 따뜻한 기운이 강하게 돌도록 돕습니다. 작약은 근육을 풀어주고 황기는 양기를 북돋아줍니다.

발에 땀이 많이 나거나 냄새가 날 때는 쌀뜨물 또는 율무나 수수 씻은 물을 활용하면 좋습니다.

근육이 많이 뭉쳤을 때는 감초, 작약, 계지 등을 넣어주면 근육의 긴장을 완화시킬 수 있습니다. 혈액순환에 좋은 약재를 추가하려면 마늘, 생강, 계지 등을 넣어주고, 피부염 완화나 살균작용을 위해서는 삼백초를, 몸의 냉기를 제거하려면 쇠비름을 추가합니다.

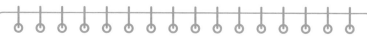

Case 10.
예민한 성격과 심장 기능 저하가 불러온 당뇨,
고통스러웠던 발저림에서 벗어났어요.
고○○(남, 69세) | 서울시 성북구 거주 | 당뇨약 복용 6년째에 내원함.

치료 후의 변화

1. 당화혈색소 낮아짐.(7.0% → 6.1%)

2. 당뇨발저림 60~70% 완화됨.

치료 이야기

처음 상담을 하던 날 고○○ 님은 스스로를 무척 예민한 사람이라
고 소개했다. 결벽증과 강박관념이 있다고 했다. 하루 종일 손을 씻느
라 시간에 쫓기며 살 정도로 결벽증이 심하고, 이로 인해 손에는 늘 면
장갑을 끼고 다녔다.

당뇨는 생활습관과 내과적인 장부 기능의 문제도 원인이지만, 무엇
보다 스트레스 관리가 중요한 질환이다. 결벽증과 강박관념으로 이렇
게 스트레스를 받는다면 당뇨를 앓는 것이 전혀 이상하지 않을 정도다.

고○○ 님의 가장 큰 고민은 당뇨로 인한 발저림이었다. 1년 전부터
시작된 발저림으로 밤에 잠을 못 잘 정도로 고통을 겪고 있었다. 처음
에는 발바닥과 발가락만 아팠는데 이제는 발목 위까지 통증이 올라왔
다. 또 통증이 매우 심해 수저앉을 정도라고 했다.

한의학적 진단과 당뇨 관련 검사 결과 심장 기능 저하로 인한 당뇨로 판단했다. 밤새 소변을 5~6회나 보는 현상은 심장 기능의 이상을 의미하기도 한다. 첫 내원 시 측정한 당화혈색소 수치는 7.0%였다.

스트레스와 예민함 탓에 뇌열이 많을 것으로 보여 2주 동안은 뇌열을 끄는 한약 치료를 했고, 그 후로 심장 기능을 강화시키는 한약 치료를 이어갔다. 뇌열을 끄는 한약에는 반응을 보이지 않던 발저림이 심장 기능을 강화시키는 한약을 복용한 후로 확실히 완화됐다. 가장 오래된 부위인 발가락을 제외하고는 전반적으로 40~50%씩 증상이 감소했다. 당화혈색소는 6.1%가 되었다. 단 1개월 만에 나타난 변화였다.

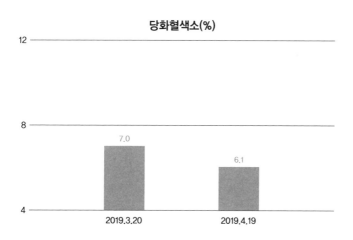

당화혈색소가 낮아지고 발저림 증상이 줄어드니 환자 본인도 희망과 믿음이 생겨 치료에 더 적극적으로 임했다. 한약 치료를 시작한 후 1개월 반 정도 지났을 때 발저림 증상은 60~70% 개선됐다. 단, 발가락과 발바닥 증상은 여전했는데, 이 부위가 증상이 가장 오래되고 심한 곳이었기 때문이다. 당뇨발저림을 치료해보면 증상이 가장 오래된 부위를 치료하는 데 가장 많은 시간이 필요한 경향이 있다.

치료를 잘 이어가던 고○○ 님은 2개월간 한약을 복용한 후 혈관 문제를 치료하기 위해 본원에서의 치료는 종료하겠다고 했다. 혈관 치료를 별도로 받아보고 싶어 했다. 당뇨병성 말초'신경'병증이라고도 부르는 당뇨발저림은 사실 혈관보다는 신경 쪽으로 접근하는 것이 좋다. 발저림과 당화혈색소 모두 호전 중이어서 한약 치료를 중단하는 것이 아쉬웠다. 혈관 치료보다는 신경으로 접근하여 한방 치료를 이어나가면 좋지 않을까 하는 생각이 여전히 맴도는 사례이다.

 '당뇨병성 자율신경병증'이란 무엇일까요?

당뇨발저림, 즉 '당뇨병성 말초신경병증'에 대해서는 이제 어느 정도 이해가 됐을 거예요. 그렇다면 '당뇨병성 자율신경병증'에 대해서도 알아보겠습니다. 간혹 발저림을 호소하는 당뇨인 중에서 심장이 갑자기 빨리 뛰거나 소화가 잘 안 되고 상체에서 땀이 많이 나는 등의 증상을 호소하는 경우가 있습니다. 이 경우 당뇨병성 자율신경병증을 의심할 수 있는데요.

'자율신경'이란 신체를 구성하는 여러 장기와 조직의 기능을 조절하는 신경으로, 교감신경과 부교감신경으로 구성됩니다. 그중 교감신경은 우리 몸이 위급 상황에 대처하도록 합니다. 예를 들어 산속에서 멧돼지를 만나면 동공이 커지고 손에 땀이 나고 심장이 빨리 뛰고 입에 침이 마르고 소화가 안 되는 등의 증상이 생기는데요. 이것은 바로 교감신경이 역할을 수행해서 일어난 변화입니다. 갑자기 멧돼지를 만났을 때처럼 신체가 위급한 상황에 처하면 육체적인 행동을 위한 준비를 해주는 것이 교감신경이라고 생각하면 됩니다.

반대로 안정된 생리 상태를 유지해주는 신경이 부교감신경인데요. 동공이 작아지고 침 분비가 증가하고 심장이 안정적으로 뛰면서 소화가 잘되는 등의 증상이 부교감신경에 의한 것이지요. 우리 몸의 에너지를 절약하고 저장하는 작용을 합니다.

우리 몸이 안정적인 상태를 유지하려면 교감신경과 부교감신경이 서로 조화를 이루어야 합니다.

문제는 이 자율신경이 피부에서부터 시작하여 위장관계, 비뇨생식계, 심혈관계 등등 전신에 걸쳐 광범위한 영향을 미친다는 점입니다. 때문에 자율신경에 이상이 생기면 우리 몸의 곳곳에서 여러 문제가 발생합니다. 이렇게 자율신경에 이상이 생긴 것을 자율신경병증 혹은 자율신경장애라고 합니다.

이러한 자율신경병증이 당뇨로 인해 나타난 증상일 때 이를 '당뇨병성 자율신경병증'이라고 부르는 거고요. 당뇨병성 자율신경병증이 있는 경우 심근경색이나 심장부정맥, 뇌졸중, 신증 등이 나타날 수 있는데, 이들은 사망 위험이 높은 질환으로 알려져 있기 때문에 예방과 치료에 각별히 신경 써야 합니다.

당뇨병성 자율신경병증의 가장 중요한 유발인자로는 혈당 조절 실패, 오랜 당뇨 유병 기간, 고령, 여성, 비만 등을 들 수 있습니다. 진료를 해보면 간혹 당뇨 초기 또는 혈당이 잘 조절되는 상태에서 나타나기도 하니 주의가 필요합니다.

당뇨병성 자율신경병증의 대표적인 증상으로 기립성 저혈압, 야간 설사, 소화장애, 배뇨장애, 발한장애, 발기부전 및 저혈당에 의한 인지장애 등이 있습니다. 다음번 당뇨 노트에서 이 증상들에 대해 이야기하도록 할게요.

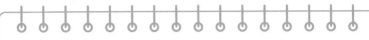

치료 후의 변화

1. 발저림과 통증이 부위에 따라 50~100% 완화됨.

2. 수면의 질 70% 개선됨.

치료 이야기

당뇨약을 복용한 지 햇수로는 3년째이지만 간헐적으로 복용하고 있었다. 내원 당시의 당화혈색소는 13.6%로, 당뇨약을 복용함에도 혈당이 잘 조절되지 않았다. 혈당 조절도 큰 문제였지만 김○○ 님이 불편함을 가장 크게 호소한 증상은 당뇨로 인한 발저림과 통증이었다. 1개월 전쯤 시작된 발저림으로 잠을 못 잘 정도라고 했다.

당뇨 진단을 받은 이래 혈당은 계속해서 잘 잡히지 않았고 케톤도 처음부터 나왔다. 고혈당에 케톤 수치까지 높으니 몸 컨디션이 좋을 리 없었고, 체중은 1년 사이 18kg이나 빠졌다.

소변검사를 하니 케톤은 2+, 요당은 4+가 나왔다. 케톤과 요당, 혈당 그리고 당뇨로 인한 발저림까지 모두 치료해야 했다.

한약 치료를 1개월간 진행했다. 저녁에 잠을 못 잘 정도로 심했던 발저림과 통증이 60% 정도 완화됐다. 처음 내원 시 2~3시간에 불과하던 수면 시간도 이제는 5~6시간으로 늘었을 만큼 눈에 띄게 개선됐다. 1개월 만에 의미 있는 변화가 나타난 것이다. 계속 치료를 이어가기를 바랐지만 원활하게 연락이 되지 않았다.

그로부터 3개월 후, 다시 치료를 위해 내원했다.

한약 치료를 중단한 3개월 동안 인슐린 주사를 맞기 시작했고, 일상생활이 불가능할 정도로 발저림 증상이 심해져 마약성 진통제, 간질약 등을 복용했다. 김○○ 님의 인슐린 분비 양상을 검사해보면 항상 인슐린 분비 자체가 부족하다는 결과가 나왔다. 이번에는 3개월간 치료를 이어가기로 했다.

한약을 다시 복용한 지 1개월 후, 기존 발저림 관련 양약을 줄였음에도 불구하고 발저림과 통증이 50% 완화됐다. 다시 1개월 후에는 발바닥 통증이 거의 사라졌고 허벅지 쪽에만 불편한 증상이 남았다. 계속 치료하며 또 1개월이 경과했고 이제는 허벅지 통증도 50% 완화됐다. 예전에는 발저림과 통증 때문에 잠을 잘 수가 없었는데 지금은 모두 해결됐다.

수면의 질도 좋아져 30분 안에 잠들었고 깊은 잠을 자게 되었다.

발저림과 통증이 최근 3개월간의 치료를 통해 어느 정도 잡혔지만 아직 30대 중반의 이른 나이에다 인슐린 주사도 맞고 있기에 계속해서 주의를 기울이길 당부했다. 수면의 질도 좀 더 개선해야 하고, 혈당도 잘 잡히지 않고 있고, 발저림과 통증도 조금 남아 있기 때문에 계속해서 치료를 이어나가길 바란다.

지난 당뇨 노트에서 당뇨병성 자율신경병증이 무엇이며 왜 생기는지를 알아보았습니다. 이제 그 대표적인 증상들을 알아보고 혹시 본인에게 이런 증상이 나타나면 일찌감치 대비할 수 있도록 합시다.

먼저 '심혈관계' 문제에 대해 살펴보겠습니다. 당뇨병성 자율신경병증이 발생하면 운동을 했는데도 심박수가 증가하지 않는다거나 안정을 취하고 있는데 심박수가 빨라지는 등 심박수 조절에 문제가 생깁니다. 한의원을 찾는 당뇨인 중 일부는 간혹 가슴이 두근거린다며 증상을 호소하곤 하는데요. 저혈당 증상이 아니라면 당뇨병성 자율신경병증의 영향일 수 있습니다.

다음은 '기립성 저혈압'입니다. 이는 자리에서 일어났을 때 수축기 혈압이 30mmHg 이상 감소하는 증상을 말합니다. 갑자기 급격하게 혈압 차이가 생기니 어지럽다고 느끼게 되지요. 이 외에도 위약감, 시력장애, 두통 등의 증상이 나타날 수 있습니다.

'소화장애'도 흔한 증상입니다. 다만 증상이 경미하여 느끼지 못하는 경우가 많지요. 가장 흔하게 느끼는 증상으로는 연하장애(삼킴곤란), 복통, 구역, 구토, 흡수장애, 설사 및 변비 등이 있고요.

'배뇨장애'와 '발기부전' 같은 비뇨기계 문제도 나타날 수 있습니다. 발기부전은 혈관질환의 발생과 심근경색으로 인한 조기 사망과도 관련이 있기 때문에 발기부전이 있다면 반드시 심혈관계 관련 검사를 받아보기를 권합니다.

'발한장애'도 나타날 수 있습니다. 당뇨병성 자율신경병증이 피부를 침범하면 상체에서는 지나치게 땀을 많이 흘리고, 반대로 하체에서는 땀이 나지 않게 됩니다. 상체의 다한증은 먹는 것과 연관이 있어요. 특히 매운 음식이나 뜨거운 음식같이 특정 음식을 먹을 때 주로 나타납니다. 상체와 달리 하체에서는 땀이 나지 않아 피부가 건조하고 갈라져 쉽게 궤양이 생기고 심하면 다리를 잃게 되는 경우까지 발생합니다. 발한장애를 쉽게 보지 말고 반드시 주의를 기울여야 하는 이유입니다.

또 당뇨병성 자율신경병증이 있으면 '저혈당'에 대한 정상적 반응이 소실되어 저혈당 상태를 인지하지 못할 수 있습니다. 저혈당이 나타나면 가슴 두근거림, 식은땀, 어지럼증 등의 증상이 생기고 환자 스스로 이를 알고 대처할 수 있어야 하는데 당뇨병성 자율신경병증이 있을 경우 이런 증상이 나타나지 않은 채 혈당이 낮게 유지되어 의식이 소실되는 상태(코마)에 이르기도 합니다.

평소에 가슴이 두근거린 적이 있다거나 발의 피부가 벗겨지고 갈라지는 증상, 소화 기능이 떨어지는 증상 등 위에서 언급한 자율신경병증에 해당하는 증상이 나타나면 당뇨 때문일 수 있음을 인지하고 빠른 시일 내에 검사를 받도록 해야 합니다. 우리 몸이 보내는 신호를 재빨리 알아차리고 대응하는 것이 병을 키우지 않고 제때 잘 치료할 수 있는 지름길이니까요.

Test 6. 나의 스트레스 체크하기

신체적, 심리적으로 긴장된 상태를 우리는 스트레스라고 부릅니다. 스트레스에는 긍정적 스트레스와 부정적 스트레스가 있어요. 긍정적 스트레스는 우리 생활에 활력을 주고 생산성과 창의력을 높여주는 필요 요소입니다. 문제는 부정적 스트레스입니다. 우리가 흔히 "스트레스받았다."라고 하는 상태는 부정적 스트레스 상황을 말하죠.

당뇨 이야기를 하면서 스트레스 체크는 왜 하라고 하는 걸까요?

바로 혈당 때문입니다. 혈당은 특히 스트레스에 민감하니까요. 극심한 스트레스에 시달리면 코르티솔과 아드레날린 분비가 증가해 혈당이 높아집니다. 그러니 스트레스는 당뇨인이 꼭 관리해야 하는 건강 요인이라 할 수 있지요.

다음 26개 항목 중 최근 1개월 동안 자신에게 자주 일어난 일을 체크해보세요.

자신의 스트레스 상태를 확인하고, 만일 스트레스에 노출되어 영향을 받고 있다면 적극적으로 관리하는 것이 필요합니다.

	항목	체크
1	갑자기 격앙되고 갑자기 우울해지는 등 감정 변화가 심하다.	
2	중요한 약속을 어기거나 늦은 일이 자주 있다.	
3	집중력이 부족한 것 같다.	
4	아주 사소한 일에도 공포감을 느낀다.	
5	적절하게 휴식을 취하지 못하고 들떠 있다.	
6	쉽게 흥분한다.	
7	스트레스를 받고 있다고 느끼며, 신경이 예민해진다.	
8	스스로 버거운 일들을 잘 극복하지 못할 것 같은 느낌이 자주 든다.	
9	잠들기가 어렵고, 새벽에 깨면 불안할 때가 많다.	

10	대체로 기력이 없고 몸이 불편하다.	
11	삶에 있어 희망이 없고, 나 자신도 못났다고 생각한다.	
12	예상치 못한 일들로 자주 당황한다.	
13	식욕이 없지만 억지로 음식을 먹는다.	
14	새로운 일에 흥미를 갖기가 어렵다.	
15	소화가 잘 안 된다.	
16	두통이 잦다.	
17	아주 사소한 일도 결정을 못한다.	
18	요새 담배를 더 많이 피운다.	
19	내가 꼭 해야 하는 일인데 처리할 수 없을 것만 같다.	
20	내가 해결할 수 없는 일이라는 생각에 화가 자주 난다.	
21	휴식을 편안하게 취하기 어렵다.	
22	종종 불안해서 잠이 잘 안 온다.	
23	매사에 걱정이 많다.	
24	요새 술을 더 많이 마신다.	
25	최근 창의성이 떨어지는 것 같다.	
26	피곤해서 아침에 일어나기가 어렵다.	

위 26개 항목 중 9개 이하에 해당한다면 스트레스의 영향이 심하지 않은 상태입니다. 10~18개이면 이미 스트레스의 영향을 받기 시작했으며 향후 정신질환으로 발전할 가능성이 있는 상태. 19개 이상이면 전문가의 도움이 필요한 상태이므로 상담을 받아보는 것이 좋습니다. 자신의 스트레스 상태를 확인하고, 당뇨 치료를 위해서라도 스트레스를 적극적으로 관리해야 합니다.

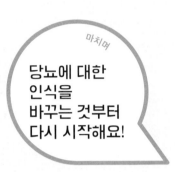

당뇨에 대한
인식을
바꾸는 것부터
다시 시작해요!

당뇨 유병자 중 당화혈색소가 6.5% 미만으로 조절되는 비율, 4명 중 겨우 1명

당뇨인은 음식과 운동 관리에 에너지를 총동원합니다. 음식 섭취를 줄이고 채소 위주 식사를 하고 하루에 1~2시간은 운동에 쏟아붓지요. 이것이 당뇨 관리에 최선이라고 생각하기 때문입니다.

과연 당뇨는 잘 조절되고 있을까요?

통계에 의하면[출처: 〈Diabetes Fact Sheet In Korea 2018〉] 우리나라 당뇨 유병자 중 당화혈색소가 6.5% 미만으로 조절되는 경우는 4명 중 1명에 불과하고, 기준 수치를 좀 더 높여 7.0% 미만으로 조절되는 경우도 약 2명 중 1명에 불과하다고 합니다. 무엇이 문제일까요?

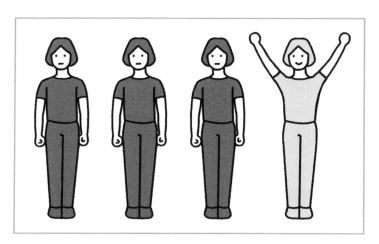

당뇨 유병자 4명 중 단 1명만 당화혈색소 6.5% 미만으로 조절.

음식과 운동 관리에만 열심이고 그 외의 것들은 등한시하기 때문입니다. 당뇨인 중 당화혈색소가 조절 목표치에 도달하는 비율이 25%에 불과하다는 것은 기존의 당뇨약과 운동, 음식 관리를 넘어서는 해결책이 필요하다는 뜻입니다.

저는 한방으로 당뇨를 치료하면서 뇌열을 껐을 때, 요당을 치료했을 때, 간 기능을 개선시켰을 때 당뇨인의 혈당 수치와 몸 상태가 개선되는 사례를 보았습니다. 환자의 장부와 체질 등 다양한 문제를 고려하여 치료하는 한의학의 지혜가 당뇨 치료에서도 분명한 효과를 보여주었습니다. 《동의보감》의 당뇨 치료법을 옛것으로만 치부하기에는 그 효과가 놀라웠습니다. 이것이 제가 한방 당뇨에 전념하며 진료하고 연구하는 이유입니다.

혈당뿐만 아니라 '뇌열', '요당', '간'도 고려해야 합니다!

스트레스를 받으면 뇌 운동이 활발해지면서 혈당을 요구하게 됩니다. 이것이 스트레스를 받을 때 단것이 당기는 이유입니다. 스트레스 초기에는 스트레스 상황이 끝나면 몸과 혈당이 다시 정상적 상태로 되돌아가지만 스트레스에 자주 노출되면 몸의 혈당 조절 기전이 점차 망가지게 됩니다. 이렇게 스트레스로부터 시작되는 당뇨를 저는 '뇌열로 인한 당뇨'라 부릅니다.

뇌열이 많은 당뇨인의 경우 음식 조절만으로는 혈당이 잡히지 않습니다. 음식 섭취를 줄이고, 특히 혈당을 직접 올리는 탄수화물 섭취를 제한하더라도 스트레스를 많이 받으면 뇌는 계속해서 혈당을 필요로 합니다. 결국 뇌열은 쌓여가고, 몸에서는 계속 뇌에 혈당을 공급해주기에 혈당이 높아지는 것이죠. 이처럼 뇌열로 인해 발병한 당뇨인 경우 이에 맞는 치료가 필요합니다. 뇌열을 떨어뜨리고 수면을 안정화시키는 치료를 해야 합니다.

혈당은 잘 조절되는데 컨디션과 몸 상태는 안 좋다는 분이 있습니다. 특히 피로감, 무기력함을 호소하는 분이 많은데요. 혈당은 조절 목표인 6.5% 미만으로 잘 유지되는데 합병증이 이미 진행된 경우도 의외로 많습니다. 이때는 혈당은 잘 조절되므로 다른 문제가 있는지 찾아야 합니다. 진료해보니 혈당은 잘 조절되더라도 요당(소변으로 포도당이 나오는 현상)이 나오는 경우에 컨디션이나 합병증 같은 문제가 발생하는 경향이 있었습니다. 물론 추가적인 연구가 필요하겠으나 천편일률적으로 혈당에만 집착하는 치료는 한계가 있다고 봅니다. 혈당을 열심히 조절해도 컨디션이 안 좋고 합병증이 발생한다면 요당 수치까지 고려한 당뇨 치료가 꼭 필요합니다.

또 한 가지, 당뇨를 고민할 때 빼놓을 수 없는 것이 바로 '간'이라는 장부입니다.

간은 혈당을 조절하는 장기입니다. 포도당을 저장하기도 하고 생성하기도 하죠. 따라서 간이 혈당을 잘 조절해야만 혈당이 안정적으로 유지됩니다. 만약 이러한 간에 지방이 많이 끼거나, 열이 발생하거나, 기능이 저하되거나, 수치가 높아지거나 하는 등의 상황이 발생하면 혈당 조절 능력을 상실하게 됩니다. 아무리 음식과 운동 관리를 철저히 하더라도, 당뇨약을 꼬박꼬박 복용하더라도 간 관리를 소홀히 하면 혈당 조절에 실패할 수 있습니다. 이때 맞춤형 치료를 위한 한약을 쓰면 지방간, 간의 열, 간 기능 저하, 간 수치 상승 등 간 문제를 해결할 수 있습니다.

저는 그동안의 당뇨 치료 경험을 바탕으로 뇌열, 요당, 간을 고려한 한의학 치료가 당뇨인에게 큰 도움이 됨을 확인했습니다. 스트레스를 받아 뇌열이 쌓이는 경우, 혈당은 잘 조절되나 요당이 나오는 경우, 지방간이나 간의 열 등 간에 문제가 있는 경우에는 혈당 조절뿐만 아니라 몸에 대한 근본적 치료가 꼭 필요합니다. 당뇨를 통합적으로 바라보는 한의학적 당뇨 치료는 당뇨인의 무너진 몸 시스템을 회복하는 좋은 선물이 될 것입니다.

한의학적 치료가 당뇨 극복에 도움이 되는 과정이길 바라며
병원을 찾는 당뇨인이 자주 하는 질문이 있습니다.

"TV에서 여주가 좋다던데 당뇨에도 좋나요?"

"간헐적 단식이 당뇨에 좋나요?"

"저탄소화물 고지방 식사를 권유받았는데 시도해도 되나요?"

"유산소운동 중인데 근력운동도 해야 하나요?"

이러한 질문을 받으며 당뇨인에게 객관적이고 체계적으로 당뇨 지식을 전달하는 일이 필요하겠다고 생각했습니다. 그래서 '당뇨스쿨'이라는 유튜브 채널을 개설하고 매주 2편의 영상을 2년 가까이 업로드했습니다. 지금까지 200개에 가까운 영상을 업로드했고, 많은 분이 관심을 보이고 있습니다. 이에 저와 저희 한의원이 당뇨에 관해 꼭 하고 싶은 이야기, 한의학적 관점에서 본 당뇨 치료에 관한 이야기를 더 많은 분과 공유하고 싶어 이 책을 썼습니다.

무엇보다 진료를 할수록 더욱 확신할 수 있었던, '뇌열, 요당, 간 치료가 중요하다.'는 사실을 널리 알려야겠다는 사명감에서 시작한 일입니다. 특히 호전됐던 많은 당뇨 치료 사례가 여전히 당뇨로 고생하고 있는 당뇨인에게 큰 희망이 될 것이라 생각했습니다. 이 책에는 한의학적 치료 개념과 그동안 치료했던 사례들이 꼼꼼하게 담겼습니다. 〈Part 2〉에서 소개한 당뇨인 30명의 치료 사례는 작은 수치 하나도 있는 그대로의 생생한 사례입니다. 당뇨약 복용을 앞둔 초기 당뇨인, 당뇨약을 복용함에도 불구하고 혈당이 잡히지 않는 당뇨인, 합병증을 걱정하는 당뇨인 중 나와 비슷한 사례가 있는지 찾아 비교하며 읽는다면 훨씬 흥미로울 것입니다.

들려드리고 싶은 내용이 많아 이것저것 욕심을 내다보니 책을 준비하기 시작한 지가 벌써 1년 가까이 되었습니다. 제게 지난 1년은 당뇨에 대한 고민과 지식이 더욱 깊어지는 소중한 시간이었습니다. 당뇨 고민을 늘 함께했던 동료 원장님들께 매우 감사드립니다. 또한 저의 치료를 잘 따라오며 소중한 치료 사례를 함께 만들어준 환자분들께도 깊이 감사드립니다. 서로의 노력과 믿음이 모여 만들어가는 한방 당뇨 치료가 더욱 발전해 더 많은 당뇨인에게 도움이 되도록 노력하겠습니다. 긴 글 읽어주심에 감사드리며 모두가 당뇨를 극복하고 건강하시길, 모두가 치료 사례의 주인공이 되시길 기원합니다.

2020년 2월
당봄한의원(구 아리랑한의원) 종로점 이혜민 한의사 드림